第5版

わかりやすい
糖尿病テキスト

編集　糖尿病教室運営委員会

国立病院機構熊本医療センター名誉院長
おびやま在宅クリニック院長　宮﨑　久義

菊池郡市医師会立病院　院長　豊永　哲至

じほう

執筆者一覧

宇治原　誠	国立病院機構横浜医療センター副院長
尾﨑紗緒理	国立病院機構熊本医療センター薬剤師
佐伯　悦子	国立病院機構熊本医療センター前看護部長
坂本　浩樹	国立病院機構熊本再春荘病院リハビリテーション科理学療法士長
筒井順一郎	熊本赤十字病院眼科部長
豊永　哲至※※	菊池郡市医師会立病院院長
中川　義浩	国立病院機構熊本医療センター薬剤部長
中島　健	国立病院機構熊本医療センター歯科、歯科口腔外科部長
西田　健朗	熊本中央病院内分泌代謝科部長
櫨川　岩穂	熊本市民病院代謝内科部長
福田　純子	国立病院機構熊本医療センター看護師長
北向　由佳	国立病院機構熊本医療センター栄養管理室主任
宮﨑　久義※	国立病院機構熊本医療センター名誉院長，おびやま在宅クリニック院長
四元　有吏	国立病院機構熊本医療センター栄養管理室長

※　代表

※※　副代表

序

　糖尿病は，食生活が欧米化したこと，運動不足やストレス社会など，「生活」の在り方に起因する「生活習慣病」の代表的な疾患です。

　平成28年の厚生労働省の調査では糖尿病が強く疑われる人が約1,000万人，糖尿病の可能性を否定できない人が約1,000万人で，あわせると約2,000万人になり，国民病と言っても良いでしょう。

　行政も国をあげて，糖尿病を含む生活習慣病であるメタボリック症候群（内臓脂肪症候群）の検診を実施し，保健指導を行うなど予防に力を入れ，その成果もみられはじめているところです。

　このような背景のなか，私共は，本書の初版を国立熊本病院（現　国立病院機構熊本医療センター）の糖尿病教室に参加される糖尿病の患者さんやご家族のために，糖尿病の治療を行ううえで必要な知識を解説するテキストとして，平成12年に発行しました。大変好評でしたので，医学医療の進歩にあわせてその都度最新の知識を加えて，これまで4回の改訂を重ねて参りました。

　今回の第5版は，最近5年の間に大きく進歩した糖尿病の予防，治療，各種取り組み，熊本地震を経験しての災害時の対策等を追加し，内容をさらに充実させました。

　編集方針はこれまでと同様にイラストを多く取り入れ，一般の方々に理解しやすいように工夫しました。

　内容にはかなり専門的な知識も含まれていますので，医療従事者の方々の入門書としても有用です。

　本書が患者さんやそのご家族をはじめ皆様に広く読まれ，糖尿病を正しく理解し，効果的な予防と治療に活かされることを祈念いたします。

平成30年6月

国立病院機構熊本医療センター　名誉院長
おびやま在宅クリニック　院長

宮﨑　久義

目　次

Ⅰ　糖尿病とは 1

1 歴史 1
2 病態 2
3 実態と症状 2
4 診断 5
（1）糖尿病型と糖尿病の診断　5
（2）血糖検査を繰り返さなくても糖尿病と診断できる場合　6
（3）過去に糖尿病と診断された証拠がある場合　6
5 分類 7

Ⅱ　糖尿病の検査 9

1 糖尿病診断のための検査 9
（1）血糖検査　9
（2）75g経口ブドウ糖負荷試験（75gOGTT）　9
（3）グリコヘモグロビン（HbA1c）　9
（4）GAD（Glutamic acid decarboxylase）抗体　10
2 血糖コントロールの程度を調べる検査 10
（1）尿糖　10
（2）血糖　11
（3）血糖自己測定（SMBG），CGM，FGM　11
（4）血糖日内変動（ターゲス）　11
（5）グリコヘモグロビン（HbA1c）　13
（6）1,5AG（1,5―anhydroglucitol）　13
（7）ケトン体　13
（8）血中・尿中Cペプチド（CPR）　13
3 糖尿病に合併する病気を調べる検査 13
（1）網膜症を調べるための検査　13
（2）腎症を調べるための検査　14
（3）神経障害を調べるための検査　14
（4）大血管症を調べるための検査　16

i

Ⅲ 糖尿病の合併症 19

1 急性合併症 19
（1）高血糖性昏睡　19
（2）低血糖　21
（3）糖尿病に合併しやすい感染症　22

2 慢性合併症 22
（1）糖尿病神経障害　22
（2）糖尿病網膜症　25
（3）糖尿病腎症　25
（4）白内障　27
（5）糖尿病足病変　28
（6）大血管症（脳卒中・心筋梗塞・下肢閉塞性動脈硬化症）　28
（7）歯周病　32
（8）認知症　32
（9）がん　32

Ⅳ 糖尿病の治療 33

1 糖尿病治療 33
（1）治療の目標　33
（2）治療の種類　33

2 血糖コントロールの指標 34

3 食事療法 36
（1）糖尿病食事療法の基本　36
（2）食品交換表の活用　38
（3）食事の回数と配分　39
（4）食事療法を行ううえでのその他の注意点　44

4 運動療法 48
（1）運動療法のもたらす効果　48
（2）運動療法の方法　50
（3）まとまった時間がとれない人の運動のしかた　54
（4）運動療法を行ううえでの注意　55

5 薬物療法 56
（1）経口薬療法　57
（2）インスリン療法　69
（3）インスリン以外の注射薬　75

目　次

6 糖尿病治療の新しい流れ ……………………………………… 76
（1）糖尿病の入院治療　76
（2）クリティカルパス　77
（3）糖尿病連携　77
（4）糖尿病療養専門スタッフ　77
（5）合併症予防の専門外来　79

V 糖尿病と他の疾患 …………………………………………… 80

1 糖尿病と高血圧 ……………………………………………… 80
（1）治療を開始する血圧値　80
（2）高血圧を改善するための生活習慣　80
（3）目標血圧値　81
（4）家庭での血圧測定のすすめ　82

2 糖尿病と脂質異常症 ………………………………………… 83
（1）脂質異常症の診断　83
（2）脂質異常症を改善するための生活習慣　84
（3）脂質コントロールの目標　85
（4）脂質異常症に使用する薬剤　86

3 メタボリックシンドローム ………………………………… 86

VI 糖尿病と妊娠 …………………………………………………… 88

1 妊娠中の糖代謝異常 ………………………………………… 88

2 妊娠糖尿病（GDM）の診断 ……………………………… 89

3 妊娠中の血糖コントロールの目的 ……………………… 89

4 糖尿病合併妊娠の人の妊娠許可条件 …………………… 89

5 妊娠中の治療・注意点 ……………………………………… 89
（1）血糖コントロールの目標　89
（2）食事療法　90
（3）薬物療法　90

6 出産後の注意点 ……………………………………………… 90

VII 日常生活の注意点 …………………………………………… 92

1 病気になったときの注意点（シックデイ対策） ……… 92

iii

2 清潔を心がけましょう ………………………………………… 92

3 入浴，シャワー時の注意点 ………………………………… 93

4 スポーツ時の注意点（1型糖尿病を中心に） ……………… 93

5 糖尿病足病変への注意点 …………………………………… 94
  （1）原因および症状　95
  （2）予防　95
  （3）治療　95

6 その他 …………………………………………………………… 95

Ⅷ 就職，結婚，旅行についての助言と注意 ……………… 98

1 就職 ……………………………………………………………… 98

2 結婚 ……………………………………………………………… 98

3 旅行 ……………………………………………………………… 98
  （1）旅行中の生活　98
  （2）携帯品　99
  （3）海外旅行　99

Ⅸ 大災害への準備と対応 ………………………………… 101

  （1）大災害が発生したら　101
  （2）家族との連絡など　102
  （3）食事療法　102
  （4）運動療法　103
  （5）薬物療法　103
  （6）喉元過ぎても，熱さを忘れない　103

Ⅹ 糖尿病にならないために ……………………………… 104

  （1）糖尿病になりやすい人　104
  （2）生活習慣の改善　104
  （3）運動について　105

● 治療の記録 ……………………………………………………… 108

I 糖尿病とは

1 歴史

　糖尿病はずいぶん昔から知られていた病気です。紀元前1550年には，すでにエジプトのパピルスに糖尿病を思わせる"多尿"などの記載がみられます。5世紀になって糖尿病の患者の尿が甘いことがインドで報告されました。18世紀になって，diabetesというギリシャ語に由来する"流れ通る"という意味と，mellitus"蜜のように甘い"という意味の2つの語を併せてdiabetes mellitus（糖尿病）という病名がイギリスではじめて使われました（図1）。

　20世紀初期（1921年）にはカナダのトロント大学のバンチングとベストがインスリンを発見し，中期（1950年頃）には経口血糖降下薬も開発され，その後の糖尿病治療に大いに貢献しています。

　インスリンの発見により，糖尿病の高血糖が命に関わることはなくなりましたが，糖尿病に由来する合併症が大きな問題となりました。

　血糖値をよい状態に管理（コントロール）すると糖尿病の合併症の発症や進展を防げ

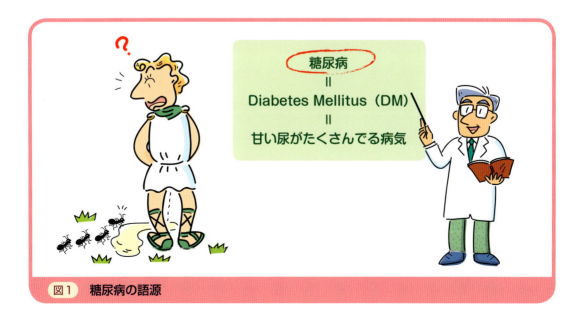

図1　糖尿病の語源

ることが経験的にわかっていましたが，1993年に報告された約10年におよぶアメリカの調査研究により，血糖コントロールの重要性がはじめて科学的に明らかにされました。

　世界的に増え続ける糖尿病に対して，2006年，国際連合（UN）は「糖尿病の全世界的脅威を認知する決議」を全会一致で可決しました。そして，国際糖尿病連合（IDF）および世界保健機関（WHO）とともに11月14日を「世界糖尿病デー」と定めました。その後，この日にあわせ世界各地で糖尿病に対する啓発キャンペーンが一斉に行われるようになりました。

2 病　態

　糖尿病は，血液中のブドウ糖の濃度（血糖値）が高くなる状態（高血糖）が続き，きちんと治療しないでおくとさまざまな合併症を引き起こす病気です。

　私たちが食事をとると食物の中に含まれる糖質が消化吸収されて血糖値が高くなってきます。このとき，血液中のブドウ糖の上昇に合わせて増加し，体の中での利用をうまく行い血糖を下げる重要な働きをしているのがインスリンです。インスリンは，膵臓のランゲルハンス島とよばれる組織の中にあるβ細胞から分泌されるホルモンです（図2）。このインスリンの分泌不足やインスリン抵抗性（インスリンの効きが悪くなる）によって糖尿病が起こります。血糖を上げるホルモンはいくつかありますが，血糖を下げるホルモンはインスリンだけです。

　日本人の糖尿病の特徴は，欧米人と比較しインスリンの分泌不足によるものが多いことです（図3）。

3 実態と症状

　糖尿病は年々増加する傾向を示し，2016年の厚生労働省の調査では糖尿病を強く疑われる人がはじめて約1,000万人となりました。増加している原因は，高齢化と肥満者の増加によるものと考えられています。糖尿病の可能性を否定できない人（予備群）は次第に減少しており2016年は約1,000万人となりました。特定健康診査（メタボ検診）などの予防効果が出ていると考えられています（図4）。しかしながら，両者を合わせると2,000万人となり，いわゆる「国民病」といえるでしょう。

　糖尿病の患者さんは，よくのどが渇く（口渇），よく水を飲む（多飲），よくトイレに行く（多尿）といわれますが，初期にはほとんど自覚症状はありません（図5）。

　このため治療が遅れ深刻な合併症が出てきます。もっとも多いのは足のしびれや痛みを訴える神経障害です。その他，眼底に出血を起こす網膜症，尿にたんぱくが出現する腎症があります。この神経障害，網膜症および腎症を糖尿病の3大合併症といいます。

Ⅰ 糖尿病とは

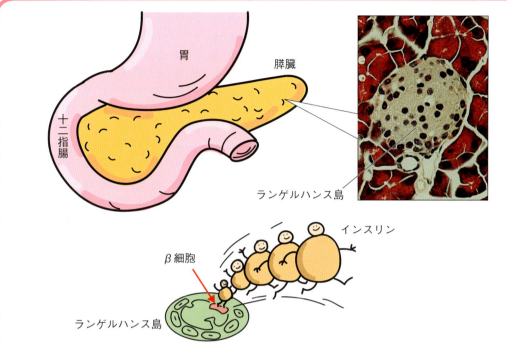

膵臓にあるランゲルハンス島は，19世紀にドイツ人のランゲルハンスにより発見されました。インスリンはランゲルハンス島のβ細胞から血中に分泌されます。

図2 インスリンの分泌

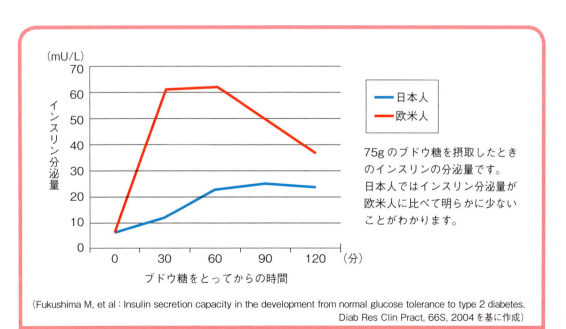

75gのブドウ糖を摂取したときのインスリンの分泌量です。日本人ではインスリン分泌量が欧米人に比べて明らかに少ないことがわかります。

(Fukushima M, et al：Insulin secretion capacity in the development from normal glucose tolerance to type 2 diabetes. Diab Res Clin Pract, 66S, 2004を基に作成)

図3 日本人と欧米人のインスリン分泌量の比較

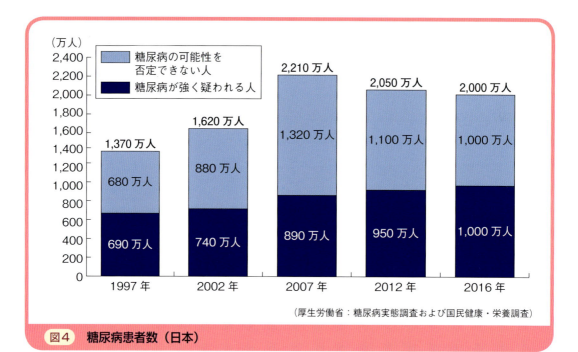

図4　糖尿病患者数（日本）

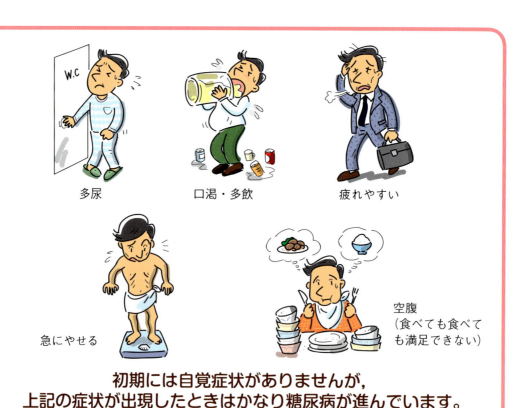

初期には自覚症状がありませんが，
上記の症状が出現したときはかなり糖尿病が進んでいます。

図5　糖尿病の自覚症状

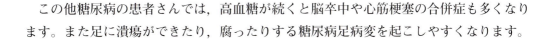

この他糖尿病の患者さんでは，高血糖が続くと脳卒中や心筋梗塞の合併症も多くなります。また足に潰瘍ができたり，腐ったりする糖尿病足病変を起こしやすくなります。

4 診　断

糖尿病は発見されたときは，すでに膵β細胞機能が約半分にまで低下していると報告されています（図6）。糖尿病型や糖尿病と診断されたときから，肥満にならないように食事療法を守り，膵β細胞の機能がさらに低下しないように注意することが大事です。

（1）糖尿病型と糖尿病の診断

糖尿病の診断は慢性の高血糖を確認し，さらに症状や臨床所見を参考として総合的に判断します（図7）。

1）つぎの①〜④のいずれかに該当する場合には糖尿病型と判定します。

①早朝空腹時血糖値126mg/dL以上が確認された場合。

②75g経口ブドウ糖負荷試験で2時間の血糖値200mg/dL以上が確認された場合（10ページ図9参照）。

③随時血糖値200mg/dL以上が確認された場合。

④HbA1c◆6.5％以上の場合（7ページ参照）。

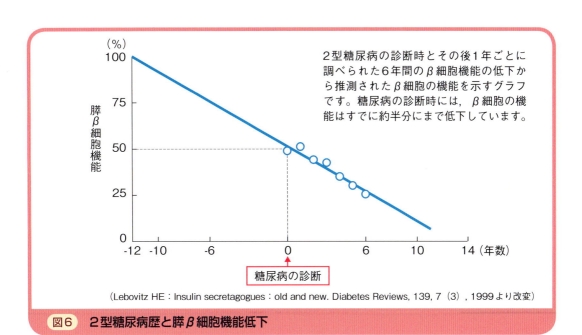

（Lebovitz HE：Insulin secretagogues：old and new. Diabetes Reviews, 139, 7（3）, 1999より改変）

図6　2型糖尿病歴と膵β細胞機能低下

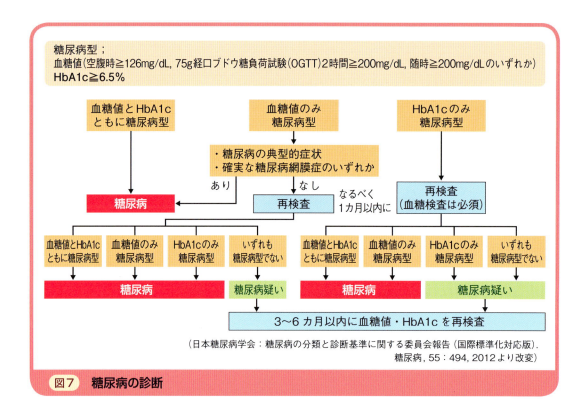

図7　糖尿病の診断

2）別の日に再検査して糖尿病型が再確認できれば糖尿病と診断します。

　血糖値は測定のばらつきがありますから，糖尿病の症状がない場合は1回の検査が糖尿病型であっても，確定診断には再検査を必要とします。ただし，HbA1cのみの反復では糖尿病と診断することはできません。

　血糖値とHbA1cが同一採血でそれぞれが糖尿病型であった場合は，1回の検査で糖尿病と診断できます。

（2）血糖検査を繰り返さなくても糖尿病と診断できる場合

　血糖値が糖尿病型であって，以下の条件のうち一つがあれば糖尿病と診断されます。
①口渇，多飲，多尿，体重減少など糖尿病の特徴的な症状がある。
②確実な糖尿病網膜症がある。

（3）過去に糖尿病と診断された証拠がある場合

　現時点での血糖値が糖尿病型の基準値以下であっても，過去に糖尿病があったと判定される場合は，糖尿病として対応します。

Ⅰ　糖尿病とは

> **用語解説**
> ◆HbA1c
> 1～2カ月間の血糖コントロールの指標となるもので，平均血糖値が高ければHbA1cは上昇し，低ければ低下します。
> HbA1cの意味については糖尿病の検査の項目（9ページ）を参照。

5　分　類

　糖尿病は，糖尿病がどういった原因で起こってくるのか（成因）と，糖尿病の状態がどうなっているのか（病態）という両面から分類されます。

　糖尿病は成因により，主に1型糖尿病（以前のインスリン依存型糖尿病に相当）と2型糖尿病（以前のインスリン非依存型糖尿病に相当）に分類されます（図8）。この他に遺伝子異常がはっきりしたものや他の疾患によるもの，妊娠糖尿病があります。1型糖尿病は膵臓のβ細胞が破壊されて，インスリンが分泌されなくなることにより発症します。2型糖尿病はインスリンの出かたが悪くなること（インスリン分泌低下）と，インスリンの効きが悪くなること（インスリン抵抗性）によるインスリンの相対的な不足があわさって発症すると考えられています。表1に糖尿病の成因に基づく病型の特徴を，表2に病態による分類を示します。

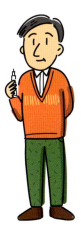
1型糖尿病
膵臓でインスリンがほとんど作られない。
インスリン注射が必要。

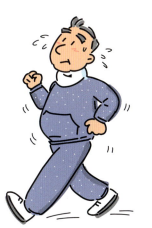
2型糖尿病
インスリンの分泌が低下する，あるいはインスリンの効きが悪くなる。
食事療法，運動療法のみの場合もある。

図8　糖尿病の分類

表1　糖尿病の成因に基づく病型の特徴

糖尿病の成因	1型	2型
発症機構	主に自己免疫を基礎にした膵β細胞破壊 他の自己免疫疾患の合併（甲状腺疾患など）が少なくない	インスリン抵抗性にインスリン分泌の低下が加わって起こる
遺伝的素因	家系内の糖尿病は2型より少ない	家系内血縁者にしばしば糖尿病あり
発症年齢	小児〜思春期に多い 中高年でも認められる	40歳以上に多い
肥満度	肥満とは関係がない	肥満または肥満の既往が多い
自己抗体 （GAD抗体など）	陽性	陰性

表2　病態による分類

インスリン不足の程度	インスリン依存状態	インスリン非依存状態
特徴	インスリンが絶対的に欠乏する 生命維持のためにインスリン治療が不可欠	インスリン分泌能は維持されているがやや不足している 血糖コントロールにインスリンを用いなくても可能な場合とインスリンが必要な場合に分けられる
臨床指標	血糖値：高い，不安定 ケトン体：著増 空腹時血清CPR◆0.5ng/mL以下	血糖値：さまざまであるが比較的安定 ケトン体：わずかに増加 空腹時血清CPR◆1.0ng/mL以上
治療	1. インスリン頻回注射（3〜4回/日） 2. 食事療法 3. 運動療法	1. 食事療法 2. 運動療法 3. 経口血糖降下薬，GLP-1受容体作動薬注射またはインスリン注射

用語解説

◆ **CPR（C peptide immunoreactivity）**
膵臓のランゲルハンス島のβ細胞より，インスリンと同時に1：1の割合で分泌されるペプチド（30個ほどのアミノ酸がつながったもの）です。

Ⅱ

糖尿病の検査

　糖尿病に関係する検査はたくさんありますが，大きく分けると次の3つになります。
1) 糖尿病の診断のための検査
2) 血糖コントロールの程度を調べる検査
3) 糖尿病に合併する病気を調べる検査
　糖尿病に合併する病気については「Ⅲ 糖尿病の合併症」で詳しく説明しています。

1 糖尿病診断のための検査

（1）血糖検査

　血液中にブドウ糖がどれくらい含まれているかを調べる検査です。一般的には，空腹時の血糖値は110mg/dL未満，食後2時間の血糖値は140mg/dL未満であるのが正常です。一方，空腹時血糖値が126mg/dL以上，食後の血糖値が200mg/dL以上あれば糖尿病型と診断できます。別の日に測定して，糖尿病型が確認できれば糖尿病と診断します。

（2）75g経口ブドウ糖負荷試験（75gOGTT）

　この糖負荷試験とは，空腹時採血の後で，トレーランG®という甘い検査用の液体を飲み，1時間後，2時間後に採血して，血糖値を測定する検査です（図9）。診断基準に従って，糖尿病型，正常型，境界型のいずれかに判定します。糖尿病型は，糖負荷前血糖値が126mg/dL以上または負荷後2時間血糖値が200mg/dL以上のときであり，正常型は，糖負荷前血糖値が110mg/dL未満および負荷後2時間血糖値が140mg/dL未満のときです。糖尿病型にも正常型にも属さない場合を境界型とします。境界型といっても安心は禁物であり，肥満解消につとめ，食事療法・運動療法で可能な限り正常に近づけるように努力しましょう。

（3）グリコヘモグロビン（HbA1c）

　赤血球の中のヘモグロビンは，ブドウ糖と結びついてグリコヘモグロビン（HbA1c；ヘモグロビンエイワンシー）となります。このHbA1cは赤血球の寿命（約120日）が

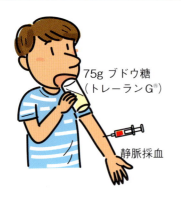

空腹時		負荷後2時間	判定区分
126mg/dL 以上	および または	200mg/dL 以上	糖尿病型
糖尿病型にも正常型にも属さないもの			境界型
110mg/dL 未満	および	140mg/dL 未満	正常型

図9 75g経口ブドウ糖負荷試験

つきるまで血中に残っています。このためHbA1cは過去1～2カ月の血糖値の平均とよく相関します。はじめてHbA1cを測定したとき，この値が6.5％以上であれば糖尿病型と診断します。糖尿病と診断するためには必ず血糖値を測る必要があり，HbA1cのみ2回以上糖尿病型を示しても糖尿病と診断することはできません。

(4) GAD（Glutamic acid decarboxylase）抗体◆

β細胞の障害を示し，1型糖尿病のときこの値が高くなってきます。徐々にインスリン分泌が低下し2型糖尿病のようにみえても，この検査が陽性であれば，1型糖尿病です。

◆GAD抗体とは
グルタミン酸脱炭酸酵素（GAD）に対する自己抗体で，膵臓のβ細胞の障害（自己免疫性）を反映する指標です。

2 血糖コントロールの程度を調べる検査

糖尿病と診断されたら，合併症の出現を防ぐためにも血糖コントロールをよい状態に保つ必要があります。このために行われる検査です。

(1) 尿糖

尿に糖が出ていないかを調べる検査で，食前・食後を問わず，つねに尿糖が陰性であ

II 糖尿病の検査

るのが正常です。一般には，血糖値が160〜180mg/dLを超えると尿に糖が出るようになるといわれています。理想的には，尿糖がつねに陰性となっていることが望まれます。食後2時間の尿糖を測定し，陰性であれば血糖値はよい状態を保っていると判断できます。尿糖の測定においては，食事の30分前に一度排尿しておき，その後に生成された尿を検査することでより正確に高血糖の状態にあるかどうかを把握できます。

SGLT2阻害薬を服用していると尿糖は陽性になります。

（2）血糖

血糖値（血液中のブドウ糖濃度）は正常に近いほどよい状態であるといえます。しかし，外来通院のように1〜3カ月に1回しか血糖検査が行われない場合は，前日および当日の食事の内容，ストレス，風邪などの病気の有無により血糖値が大きく変動するため，必ずしも外来での血糖値が日常での血糖コントロールを反映するとはかぎりません。したがって，後に述べるような検査値も参考にして，糖尿病の状態がよい状態であるか否かを判断します。

（3）血糖自己測定（SMBG），CGM，FGM

血糖値を患者さん自身が簡単に調べることができるようになりました（図10）。このことを血糖自己測定（SMBG）といいます。血糖測定の結果を血糖コントロール改善のために役立てることができます。

血糖自己測定器には多くの種類がありますが，いずれの機器もほぼ正確な値を示します。インスリンなどの治療を行っている場合には，血糖自己測定（SMBG）に関して健康保険の適応が認められており，ほぼ必須の検査になります。採血用の穿刺器具には，針の周辺がディスポーザブルタイプのものとそうでないタイプの2種類があります*。なお，1日中連続して皮下のブドウ糖値を記録し後日測定結果を知ることができる持続皮下ブドウ糖測定（CGM）や，すぐに皮下のブドウ糖値を知ることができる機器（FGM）が日常臨床でも用いられるようになってきました（図11）。しかしこれらは，あくまでも血糖自己測定の補完的な機器であり，皮下のブドウ糖値は血糖値より5〜15分遅れることに注意が必要です。

（4）血糖日内変動（ターゲス）

血糖の変化を1日にわたって測定し，血糖コントロールの状態を知ることができます。食前，食後，夜間の血糖値をみることでどの時間帯に血糖値が高いのか，あるいは

---

*患者さん本人が使用する場合はどちらでもかまいませんが，病院などで使用する場合は感染を防ぐためディスポーザブルタイプを使用するようになっています。

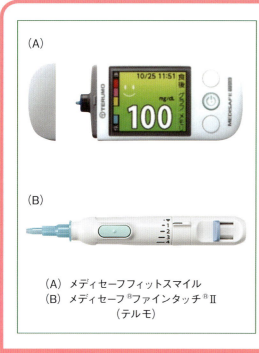
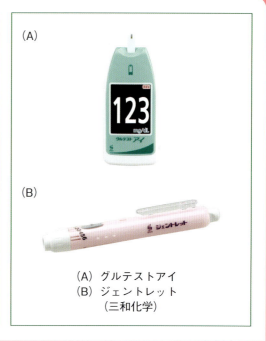

(A) メディセーフフィットスマイル
(B) メディセーフ®ファインタッチ®Ⅱ
　　（テルモ）

(A) グルテストアイ
(B) ジェントレット
　　（三和化学）

図10　血糖自己測定器（A）と穿刺器具（B）

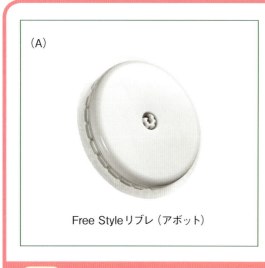

Free Styleリブレ（アボット）

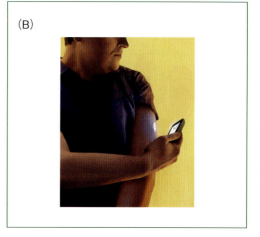

図11　FGMのセンサー（A）と使用の様子（B）

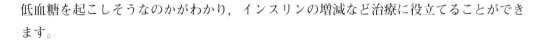

低血糖を起こしそうなのかがわかり，インスリンの増減など治療に役立てることができます。

（5）グリコヘモグロビン（HbA1c）

　1〜3カ月に1回定期的に測定することで，血糖コントロール状態を正確に知ることができます。正常値は4.6〜6.2％です。出血や鉄欠乏性貧血の回復期などでは，実際の血糖値よりも低値となるので注意が必要です。この他，過去2〜4週間の血糖値の平均とよく相関する指標として，グリコアルブミン（GA）があります。

（6）1,5AG（1,5-anhydroglucitol）

　血糖値の急激な変化を反映して変化します。尿糖の排泄量と相関して低下しますので，血糖値が高くなると逆に低値となります。食後の高血糖の状態を評価する指標です。

（7）ケトン体

　インスリン分泌が不足し血糖を利用できなくなるとエネルギー確保のために脂肪が分解されるようになります。このとき，脂肪の分解産物として血中にケトン体が増加してきます。血中や尿中のケトン体を測定して糖尿病ケトアシドーシスの予防に役立てることができます。インスリン治療を行っている人では，ケトン体が陽性で血糖値も高いときはインスリンの増量が必要です。

（8）血中・尿中Cペプチド（CPR）

　β細胞よりインスリンと同時に血中に分泌されるCペプチド（CPR）を血液や尿で測定することで，インスリンがどのくらい体内で分泌されているのかを知ることができます。空腹時の血中濃度が0.6ng/mL未満，あるいは1日尿中排泄量が20μg/日以下では，インスリン治療が必要になる可能性が高くなります。

3　糖尿病に合併する病気を調べる検査

　糖尿病に合併する病気を調べる検査にはいくつかの方法があります（図12）。

（1）網膜症を調べるための検査

1）眼底検査

　糖尿病網膜症は，緑内障についで現在失明の原因の第2位にあげられています。網膜症にならないように，糖尿病の状態をよくしておくことが必要です。発症した場合はこれ以上進行させないように管理することが大切です。そのためには眼底検査を定期的に

受けて，自分がどのような状態にあるのかを知っておく必要があります。

（2）腎症を調べるための検査

1）微量アルブミン尿

　早期腎症の出現をチェックするのに役立ちます。尿中アルブミン値が30〜299mg/g・Crの範囲にある尿を微量アルブミン尿といいます。微量アルブミン尿陽性の早期腎症であれば，血糖および血圧のコントロールで治すことが可能です。

2）尿たんぱく

　早期腎症がさらに進行すると尿のたんぱくが陽性となり，最初のうちはときどきしか認められなかった尿のたんぱくも，腎臓の働きが悪くなるにつれて次第に持続性の状態になってきます。このような顕性腎症の時期になると，完全に正常な状態に回復させることは困難となってきます。また，今までの治療方針とは異なり，食事療法においては塩分およびたんぱく質の制限が必要となり，さらに運動療法を行うことも禁止されることがあります。

3）推算糸球体ろ過率（eGFR）

　腎臓の働きがどの程度であるかを知るために行われます。身体にたまった不要なものを尿としてどれだけ出しているかを調べる検査です。血清クレアチニン値，性別，年齢から算定されますが，筋肉量が減少すると高い値となります。糖尿病のコントロールが長期にわたって不良であれば，この値は徐々に低くなっていきます。eGFRが30mL/分/1.73m^{2}未満は腎不全と判定されます。

（3）神経障害を調べるための検査

1）末梢神経伝導速度

　身体に与えられた刺激は，末梢神経を通って脳に伝えられますが，糖尿病により神経が障害を受けると，この刺激の伝わりかたが遅くなってきます。この伝わる速さを調べる検査が末梢神経伝導速度です。腕にある正中神経の運動神経伝導速度が50m/秒以下，感覚神経伝導速度が45m/秒以下の場合は，しびれなどの自覚症状がなくても神経障害が始まっていると判断できます。

2）振動覚閾値

　神経の働きの中には，物が振動しているのを感じるという感覚（振動覚）が備わっています。神経障害が悪くなるとこの感覚も低下してきます。簡単な方法としては音叉を使う方法や振動覚測定器を使う方法があります。

II 糖尿病の検査

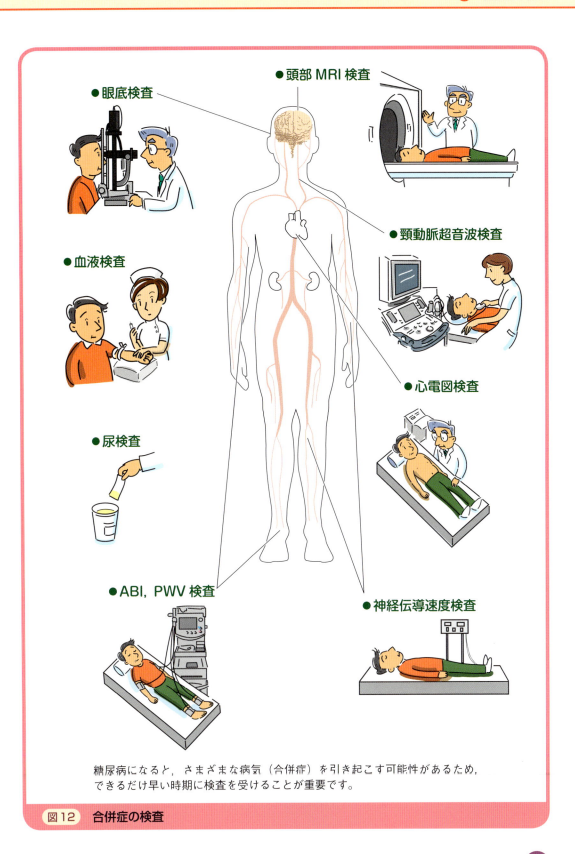

糖尿病になると，さまざまな病気（合併症）を引き起こす可能性があるため，できるだけ早い時期に検査を受けることが重要です。

図12 合併症の検査

3) アキレス腱反射

神経障害が起こるとアキレス腱反射が消失します。神経障害の有無をみるのに簡便な方法として有用です。

4) モノフィラメント検査

ナイロン製のフィラメントを足底や足背にあてて触覚と圧覚を検査する方法です。10gの圧を自覚できなければ足潰瘍の発生リスクが高いと判断されます。

5) 呼吸心拍変動係数（CVRR：coefficient of variation of R-R intervals）

血糖コントロールが悪い状態が長期にわたると自律神経も障害を受けるようになります。自律神経は心臓，血管，胃腸などの消化器，泌尿器などを調節する役割をになっており，その調節がうまくいっていれば，通常，私たちはその働きを意識せずに生活しています。しかし，この神経が障害を受けると，身体の調節がうまくいかなくなるため，さまざまな症状が出現してきます。一般的には立ちくらみといわれる起立性低血圧や発汗の異常，胃腸の異常による便秘・下痢・腹部の不快感，ED（ぼっき障害），尿の出具合の不良などがその症状としてあげられます。低血糖症状を自覚できなくなるのも自律神経障害によるものと考えられます。この重要な自律神経の働きを検査する方法として，呼吸心拍変動係数があげられます。これは，安静にしたときと深呼吸したときの心電図を比較して，脈拍に変動が起きているかどうかを調べるものです。正常では深呼吸したときに脈拍の変動が大きくなりますが，自律神経に障害が起きると，この変動が小さくなります。

（4）大血管症を調べるための検査

糖尿病患者は，糖尿病ではない人に比べて2～4倍も動脈硬化を合併しやすいといわれています。大血管症を調べるための検査としては以下のものがあります（図12）。

1) 頸動脈超音波

頸動脈という太い血管を超音波検査でみることにより，動脈硬化がどの程度進展しているかを把握できます。

2) 頭部MRI

無症状の小さな梗塞をみつけることができます。糖尿病，脂質異常症，高血圧症のある患者さんは40歳を過ぎたら検査を受けることをおすすめします。

II 糖尿病の検査

3) 心臓超音波

心臓の動きをみるのに優れており，虚血性心疾患♦の診断に適した検査の一つです。

4) 心電図

虚血性心疾患をみつける，もっとも簡単な検査です。安静時に虚血性の変化があれば，虚血性心疾患を疑います。しかし，安静時心電図が正常であっても，虚血性心疾患がないとはいえません。発作が起こっていないときの心電図は正常なことがしばしばみられるからです。

5) 運動負荷心電図

安静時に虚血性の変化がはっきりしないときに行う検査です。階段の昇り降りや動いているベルトの上を歩くことで心臓に負担をかけて酸素の需要量を増やしてあげると，虚血性の変化が出やすくなるため，虚血性心疾患を診断しやすくなります。

6) ホルター心電図

24時間にわたり心電図を記録する検査です。日常生活の中の心筋虚血の変化をとらえるのに優れています。特に，糖尿病では神経障害が進むと痛みに対する感覚が鈍くなって，狭心症や心筋梗塞が起こっているのに気づかずに放っておいて生命に関わることも少なくありません。あるいは突然死の原因になったりすることもあります。そういったことを未然に防ぐことができます。

7) 冠動脈造影（心臓カテーテル）

心臓を養っている血管に細い管（カテーテル）を入れ，その血管が狭くなっているのか，あるいはさらにひどくなってつまっているのかを判定する検査です。狭心症や心筋梗塞などの虚血性心疾患の確定診断ができます。

この他にも，虚血性心疾患の検査には冠動脈造影CT検査や核医学検査などがあります。

8) ABI（ankle-brachial index）（足関節収縮期血圧／上腕収縮期血圧比）

足首と上腕の血圧を測定し，下肢動脈の動脈硬化を調べます。この値が0.9以下では，下肢閉塞性動脈硬化症が疑われます。

9) PWV（pulse wave velocity）（脈波伝播速度）

心臓の拍動が波のように動脈を伝わる速さを調べます。波は硬い血管では速く，やわらかい血管では遅くなります。血管が硬くなる動脈硬化があると伝わる速度が速くなり

17

動脈硬化の程度を知ることができます。

◆ 虚血性心疾患
動脈硬化で心臓を養っている血管（冠動脈）が狭くなったり（狭心症），あるいはつまったり（心筋梗塞）する状態をいいます。

III

糖尿病の合併症

　糖尿病において，もっとも怖いのは糖尿病の合併症です。糖尿病はほとんどの場合，自覚症状がなく痛くもかゆくもありません。そのため，糖尿病と診断されても治療せずに放置する人が意外と多いことも合併症を引き起こす原因になっています。

　糖尿病の合併症は急性合併症と慢性合併症の2つに分けることができます。急性合併症は，高血糖そのものが原因となって生じる高血糖性昏睡，高血糖の治療の副作用としての低血糖，あるいは感染症などがあげられます。一方，慢性合併症は血糖コントロールが不良の状態が長期にわたって続くような場合に血管の病気として起こってきます。

1　急性合併症

（1）高血糖性昏睡

　高血糖性昏睡とは，1型糖尿病の発症時やインスリン注射が適切に行われなかった場合，あるいは2型糖尿病であっても病気が進んで体からほとんどインスリンが出なくなったり，大手術によるストレス時，感染で高熱が出た場合に血糖が非常に高くなったりして，意識を失ってしまう状態です（図13）。高血糖性昏睡は糖尿病ケトアシドーシス（尿中ケトン体が陽性）や高血糖高浸透圧症候群（尿中ケトン体が陰性）が重症化することによって起こってきます。

1）糖尿病ケトアシドーシス

　体の中のインスリンが不足すると，体を動かすエネルギーとして血液中のブドウ糖が使えなくなり，その代わりに脂肪がどんどん分解されて遊離脂肪酸が大量に作られ，肝臓でケトン体という物質に変わります。このケトン体は酸性で，これが血液の中に増えることにより血液は酸性（アシドーシス）になってしまいます。この状態をケトアシドーシスといいます。ケトアシドーシスになると，のどが渇いて水分を多量に飲み，尿の量が多くなり，吐く息の匂いは甘ったるくなります（アセトン臭）。脱水状態が加わり，血圧は低下し，意識は次第にうすれ，ついには昏睡におちいってしまいます。これが糖尿病ケトアシドーシスです。

糖尿病ケトアシドーシスは，1型糖尿病の患者さんで，①1型糖尿病が発症したとき，②インスリンを中断したとき，③感染症などにかかってストレスが増え，普段の量のインスリンでは足りなくなったときに起こります。また，2型糖尿病でも，④糖を含む清涼飲料水を過剰に摂取した場合に起こることがあります。昏睡を起こす前の症状としては，体がすごくきつくなったり，吐き気を感じたり，おなかが痛くなったりすることもあります。昏睡を防ぐには，インスリンを中断しないことが大切です。食欲がなくても，食べやすいもの，スープやめん類，ジュースなどでブドウ糖を補い，インスリン注射を行うことがとても大事です。それができないときには，すぐに主治医に連絡してください。

2）高血糖高浸透圧症候群

　2型糖尿病では血液中のケトン体は増えませんが血糖が増える結果（≧600mg/dL），血液の浸透圧が高くなり，尿量が増え，水分が大量に失われます。このため，著しい脱水状態となり，昏睡におちいります。これを高血糖高浸透圧症候群といいます。高齢の2型糖尿病の患者さんに起こりやすく，水分を適切に補給せずに糖分をとりすぎたときや，風邪などをひいて経口血糖降下薬の服用をやめたとき，副腎皮質ステロイドや利尿薬などの薬剤を投与したときなどに起こります。糖尿病ケトアシドーシスと同様に主治医に連絡することが必要です。

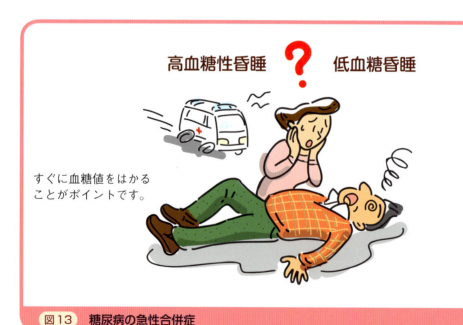

図13　糖尿病の急性合併症

Ⅲ　糖尿病の合併症

（2）低血糖

　低血糖とは血液中のブドウ糖が低くなりすぎた状態（一般に血糖値が70mg/dL以下）です。遷延する低血糖は脳の障害を起こしたり，命に関わるような不整脈の原因になったりすることがあるので低血糖を避ける必要があります。薬物療法を受けている患者さんはブドウ糖や砂糖などを必ず携行するようにしてください。

1）症状

　ふるえ，冷や汗，いらいら感，めまい，だるさ，強い空腹感です。さらにひどくなると，腹痛と吐き気，けいれん，意識がなくなること（低血糖昏睡）もあります（図14）。

2）対応

①意識のあるとき

　吸収のよい糖質（ブドウ糖10g，砂糖20gやブドウ糖を含む缶ジュース1/2〜1本など）を摂取して安静にします。α-グルコシダーゼ阻害薬を服用している場合はできるだけ

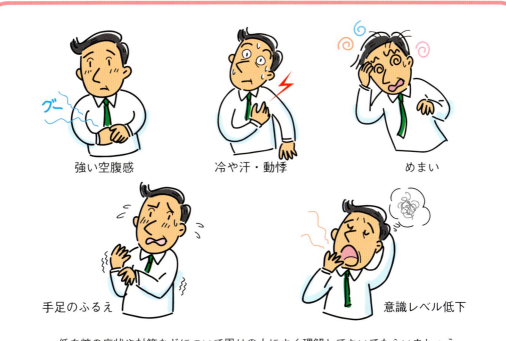

・低血糖の症状や対策などについて周りの人によく理解しておいてもらいましょう。
・日頃から，糖尿病手帳を携帯しましょう。

図14　低血糖の具体的な症状

21

ブドウ糖を摂取してください。10分して症状が改善しない場合はもう一度摂取してください。

②意識のないとき

病院で処置をしてもらってください。ブドウ糖の静脈内への投与が必要です。

3) 無自覚性低血糖

通常,低血糖になると動悸や冷や汗,ふるえなどの症状が起こりますが,このような症状がなく,突然意識を失うことをいいます。低血糖を何度も繰り返すことや,自律神経障害のために症状が出なくなると考えられています。自動車免許を取得するまたは更新するときには注意が必要です。

(3) 糖尿病に合併しやすい感染症

細菌やウイルスなどの病原体が体内へ入って起こる病気を感染症といいます。皮膚のおできはおなじみのものですが,肺炎,気管支炎,胆のう炎,膀胱炎,水虫(白癬症)などさまざまな病気があります。

人間の体は,外から細菌などの病原体が入ってきたときにこれを退治する働き(免疫力)を持っています。その主役が血液中にある白血球です。この白血球が体の中に入ってきた細菌などを食べて退治してくれるわけです。ところが糖尿病で血液中の糖分が高いと,この白血球の働きが鈍くなってしまいます。また,血液中に糖分が多いため細菌にとっては栄養がたくさんあり,増えやすい状態になっています。

このため,糖尿病になると感染に対する抵抗力が落ちていろいろな感染症にかかりやすくなり,また治りにくくなります。特に,膀胱炎,腎う炎はよく起こる病気です。この他にも糖尿病では唾液中の糖分が高くなるため歯垢が作られやすくなり,虫歯や歯周病の原因になります(図15)。

2 慢性合併症

糖尿病にはさまざまな慢性合併症があります。細い血管が侵されると細小血管症になり,目,腎臓,神経が侵されると網膜症,腎症,神経障害を起こします。また,太い血管(大血管)が侵されると大血管症を起こし,脳卒中や心筋梗塞,足病変を起こすことになります(図16)。このうち,糖尿病神経障害,糖尿病網膜症,糖尿病腎症を糖尿病の3大合併症といいます(図17)。

(1) 糖尿病神経障害

糖尿病神経障害は,血糖コントロールが悪いままでいると5年くらいで症状が出てき

Ⅲ 糖尿病の合併症

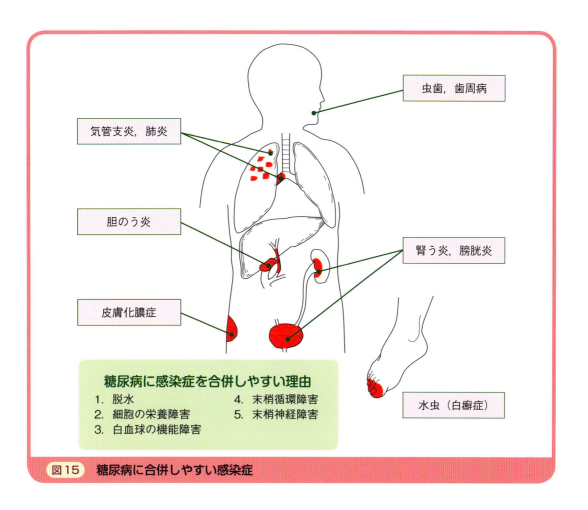

図15　糖尿病に合併しやすい感染症

ます。主に足に次のような症状として現れます。

①ピリピリしびれる　　　　　　　　　⑥足がつる
②ジンジンする　　　　　　　　　　　⑦足底部が皮をかぶった感じ
③異常に冷たい　　　　　　　　　　　⑧靴下をはいている感じ
④熱を持った感じ　　　　　　　　　　⑨アリがはっている感じ
⑤針で刺されるような痛みで夜眠れない　⑩砂利の上を歩いている感じ

　放置しておくと感覚が鈍くなり，物にさわってもわからない，熱いのか冷たいのかもわからなくなります。これを感覚鈍麻（どんま）といいます。この感覚鈍麻になると，傷がついても痛みを感じず，傷口から細菌が入って化膿してしまいます。ヤケドや靴ずれをしてもわからなくなってしまいます。ヤケドや靴ずれに気づかないでいると，細菌感染から糖尿病足病変に発展していきます。ひどくなれば足を切断することもあります。表3に糖尿病神経障害の分類を示しました。

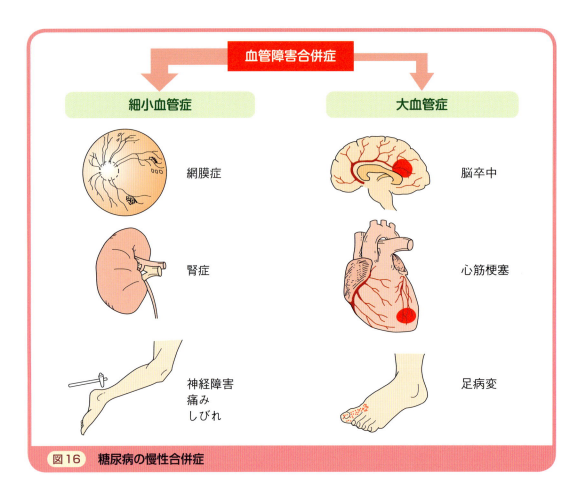

図16　糖尿病の慢性合併症

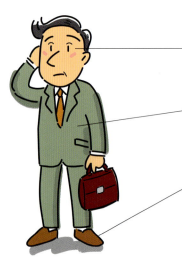

● 目（糖尿病網膜症）
目が見えなくなってきます。

● 腎臓（糖尿病腎症）
血液をきれいにできなくなり，最後には透析をしなければならなくなります。

● 神経（糖尿病神経障害）
神経による体の調節がうまくいかなくなります。
足のしびれ・立ちくらみ・胃腸の障害・ED（ぽっき障害）など，あらゆる神経に障害が起こります。

図17　糖尿病の3大合併症

表3	糖尿病神経障害の分類	
	分　類	症　状
A	広汎性左右対称性神経障害（広い範囲にわたって起こる神経障害です。異常な感覚は，ほとんどが左右対称性で，高血糖が持続することによる代謝障害が原因で起こります。）	
1	多発性神経障害	異常感覚（しびれ感，ジンジン感，冷感など），自発痛，感覚鈍麻，こむらがえり
2	自律神経障害	発汗異常，起立性低血圧，便秘，下痢，残尿感，ED（ぼっき障害），無自覚性低血糖
B	単発性神経障害（単一の神経に起こる神経障害です。神経への栄養血管の閉塞が原因で起こります。）	
3	脳神経障害	複視（物が二重に見える），眼瞼下垂（うわまぶたが下がってくる），口角下垂（口角が垂れ下がる，よだれが垂れる）
4	四肢の神経障害	垂れ手（小指や薬指が伸びにくい），垂れ足（足くびや足指をあげることができない）
5	糖尿病筋萎縮	片側性の腰部から大腿部の痛みを伴う筋萎縮や筋力低下

（2）糖尿病網膜症

　網膜の細い血管の障害に始まり，最悪の場合，失明します。網膜症は進行の度合いによって3段階（単純網膜症，増殖前網膜症，増殖網膜症）に分けられます（図18）。増殖前網膜症までなら，レーザーによる光凝固により進行を遅らせるか，防ぐことができます。目の前が暗くなるような症状が現れたら増殖網膜症まで進んでいる可能性が強く，注意が必要です。表4に示すように，定期的に眼科を受診することが非常に大切です。血糖コントロールを表5のように良好に保てば網膜症を防げる可能性が高くなります。しかし，血糖コントロールが不良の場合，急激な血糖値の改善がかえって網膜症を悪化させることもあります。

（3）糖尿病腎症

　血糖コントロールが悪い時期が5〜10年続くと，糖尿病腎症が起こってくるといわれています。糖尿病腎症の早期にはごく微量のたんぱく（アルブミン）が尿の中に出てきます。これを微量アルブミン尿といいます（30〜299mg/g・Cr）。この早期腎症期で厳密な血糖コントロールを行えば，糖尿病腎症はよくなると考えられています。コントロールが悪いと次第に悪化していき持続的にたんぱく尿が認められるようになり（顕性腎症期），進行すると腎機能の指標である推算糸球体ろ過率（eGFR）が30mL/分/1.73m^{2}未満に低下し腎不全期になります。さらに腎機能が悪化する（腎不全）と人工透析が必

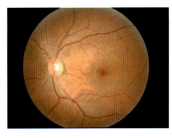
正常眼底

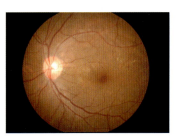
単純網膜症：毛細血管瘤と点状出血が認められる

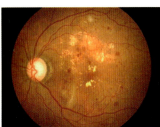
増殖前網膜症：綿花状白斑，斑状出血が認められる

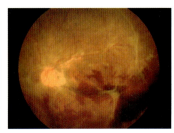
増殖網膜症：硝子体出血が認められる網膜前出血を伴った増殖網膜症

図18 網膜症の病期

表4 定期的眼科受診の間隔

網膜症の程度	受診の間隔
1）正常（網膜症なし）	1回/6〜12カ月
2）単純網膜症	1回/3〜6カ月
3）増殖前網膜症	1回/1〜2カ月
4）増殖網膜症	1回/2〜4週

（注：あくまでも目安であり，症状がある際には早めの受診が必要です）

表5 細小血管合併症を防ぐための血糖コントロール指標

1）空腹時血糖値　　＜130mg/dL
2）食後2時間血糖値　＜180mg/dL
3）HbA1c　　　　　＜7.0％

要になってきます（透析療法期）（表6）。糖尿病が原因で人工透析となる割合は，1998年以降慢性糸球体腎炎を抜いて最も高くなっています（図19）。腎症が進行しないためには血糖だけでなく血圧や脂質のコントロール，さらには禁煙が重要です。顕性腎症期からは，食事のたんぱく質制限や減塩も必要です。

III 糖尿病の合併症

表6　糖尿病腎症の病期分類[注1]

病　期	尿アルブミン値（mg/gCr）あるいは尿蛋白値（g/gCr）	GFR（eGFR）（mL/分/1.73m²）
第1期（腎症前期）	正常アルブミン尿（30未満）	30以上[注2]
第2期（早期腎症期）	微量アルブミン尿（30～299）[注3]	30以上
第3期（顕性腎症期）	顕性アルブミン尿（300以上）あるいは持続性蛋白尿（0.5以上）	30以上[注4]
第4期（腎不全期）	問わない[注5]	30未満
第5期（透析療法期）	透析療法中	

[注1]：糖尿病腎症は必ずしも第1期から順次第5期まで進行するものではない。本分類は，厚労省研究班の成績に基づき予後（腎，心血管，総死亡）を勘案した分類である。

[注2]：GFR 60mL/分/1.73m²未満の症例はCKDに該当し，糖尿病腎症以外の原因が存在し得るため，他の腎臓病との鑑別診断が必要である。

[注3]：微量アルブミン尿を認めた症例では，糖尿病腎症早期診断基準に従って鑑別診断を行った上で，早期腎症と診断する。

[注4]：顕性アルブミン尿の症例では，GFR 60mL/分/1.73m²未満からGFRの低下に伴い腎イベント（eGFRの半減，透析導入）が増加するため注意が必要である。

[注5]：GFR 30mL/分/1.73m²未満の症例は，尿アルブミン値あるいは尿蛋白値に拘わらず，腎不全期に分類される。しかし，特に正常アルブミン尿・微量アルブミン尿の場合は，糖尿病腎症以外の腎臓病との鑑別診断が必要である。

【重要な注意事項】本表は糖尿病腎症の病期分類であり，薬剤使用の目安を示した表ではない。糖尿病治療薬を含む薬剤特に腎排泄性薬剤の使用に当たっては，GFR等を勘案し，各薬剤の添付文書に従った使用が必要である。

（糖尿病性腎症合同委員会：糖尿病性腎症病期分類2014の策定（糖尿病性腎症病期分類改訂）について．糖尿病57：529-534, 2014より改変）

◆ GFR（腎糸球体ろ過率），eGFR（推算糸球体ろ過率）
腎臓の働きがどの程度であるかをみるものです。体にたまった不要なものを尿としてどれだけ出しているかを調べる検査です。

（4）白内障

　白内障とは眼球内のレンズである水晶体の新陳代謝が損なわれて濁ってくることです。糖尿病の患者さんでは白内障の進行が早く，糖尿病でない人より老人性白内障が10年早く起こるといわれています。白内障になると次の症状が現れます。
① 視力障害となる。
② 眼底検査が困難になり，眼底の状態を正しく把握できなくなる。
③ 光凝固治療が難しくなる。

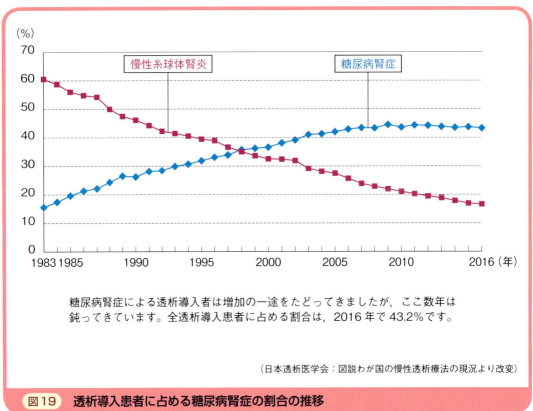

図19 透析導入患者に占める糖尿病腎症の割合の推移

治療は最終的には手術になります。

（5）糖尿病足病変

　糖尿病神経障害が悪くなって痛みに対する感覚が鈍くなると，足に潰瘍ができやすくなります。ケガやヤケド，靴ずれに気づかず，放っておくと細菌に感染し潰瘍から壊疽へと進みます（図20）。血糖コントロール不良の場合に起こりやすく，まれには骨髄炎や敗血症を起こすこともあります。予防については，「Ⅶ 日常生活の注意点」に詳しく記載しています。

（6）大血管症（脳卒中・心筋梗塞・下肢閉塞性動脈硬化症）

　動脈は，人の体の中をめぐる血液を供給する管と考えてください。年をとってこの管が古くなり，固くなって狭くなった状態が動脈硬化です（図21）。糖尿病は動脈硬化を悪化させる主な要因の一つです（図22）。糖尿病で血糖値を高いままにしておくと，動脈硬化が進み脳卒中や心筋梗塞を起こしやすくなります。脳卒中や心筋梗塞などの血管障害は死因の第3位であり，命に関わる重要な合併症です。

Ⅲ 糖尿病の合併症

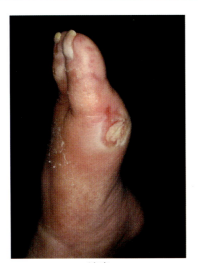
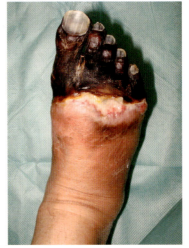

潰瘍　　　　　　　　　　　壊疽

壊疽とは，足の潰瘍などに感染が起こり，そこが化膿して皮膚や皮下組織などの細胞が腐ってしまう病気です。足の先などに起こりやすく，濃い紫色になってきたら壊疽を疑いましょう。

図20　糖尿病が原因で起きる潰瘍や壊疽

1) 脳卒中

　脳卒中は脳の動脈がつまったり（脳梗塞），破れたり（脳出血）したときに起こり，半身の手足が麻痺して動かなくなったり，言葉を話すことができなくなったりします。脳出血よりも脳梗塞が多いことがわかっています。

2) 心筋梗塞

　心筋梗塞は心臓を養っている動脈がつまってしまう病気です。通常，激しい痛みを伴い，死に至る場合もあります。糖尿病神経障害のある患者さんでは神経障害のために痛みを感じない場合もあり，心筋梗塞に気づかずに日常の生活を続けたために，命にかかわることもあります。したがって，定期的に主治医と相談し，心臓の検査をすることが必要です。

　糖尿病の患者さんでは動脈硬化の程度が強いことがわかっています。また，血糖コントロールを正常化させるとこれが改善されることも報告されていますので，脳卒中や心筋梗塞を起こさないために血糖コントロールをよくするように頑張ることが大切です。

動脈硬化の起きた血管の様子

〈健康な場合〉

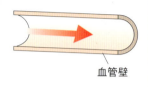

血管壁

血管壁には何の異常もなく，スムーズに血液が流れています。

〈動脈硬化の場合〉

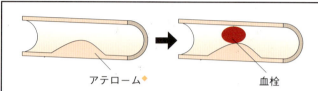

アテローム◆　　　血栓

血液中のコレステロールがアテロームを作り，血管の内腔が狭くなります。そのアテロームの表面が破れると，血の塊（血栓）が生じ，血管がつまる原因となります。

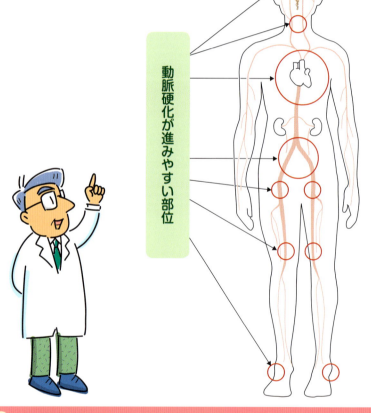

動脈硬化が進みやすい部位

図21　動脈硬化の起こり方と進みやすい部位

用語解説

◆ アテローム
血管壁の内側に脂肪分に富んだ細胞などがたまってできたものです。

III 糖尿病の合併症

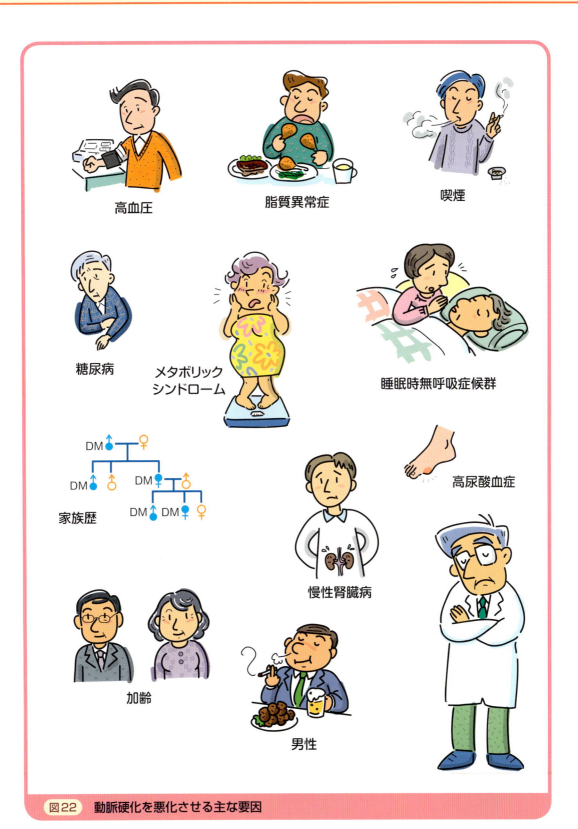

図22 動脈硬化を悪化させる主な要因

3) 下肢閉塞性動脈硬化症

下肢の大きな動脈が動脈硬化のために血管が狭くなって血の流れが悪くなり，そこに血の塊がつまるため起こります。糖尿病患者の10〜15％に合併します。下肢の冷感や痛み（歩行時や安静時）が起こり，ひどくなると下肢の潰瘍や壊死に至ることがあります。

（7）歯周病

歯周病は歯周病菌による歯周組織の慢性炎症です。まず，歯肉の腫脹が起こり，歯周ポケットが深くなって出血や排膿がみられ，歯槽骨の吸収が高度になると歯の動揺や脱落につながります。

糖尿病の患者さんでは歯周病を発症しやすく，重症化することがあります。その原因としては，白血球の機能低下や，組織の修復力の低下，唾液分泌の低下などがあげられます。

歯周病の患者さんでは白血球などが歯周組織の炎症性物質の分泌を促し，それが血中に入り，インスリンが効きにくくなって高血糖になります。また最近，歯周病菌が腸内細菌叢に影響を与えることが示され，腸内細菌叢のかく乱により腸管の透過性が高まり，その結果起こる内毒素血症により，インスリンが効きにくくなることがわかってきています。さらに，歯周病により歯の動揺や喪失などによる咀嚼（そしゃく）能力の低下が，柔らかくて高カロリー・高脂質・低食物繊維などの食品への偏食を起こし，栄養バランスが崩れることにより，糖尿病が悪化することも考えられます。

このように，歯周病と糖尿病には双方向の影響があるため，糖尿病専門医と歯科医は糖尿病手帳などのツールを介し，密に連携を取ることが望まれます。

（8）認知症

糖尿病があると認知症に2〜4倍かかりやすくなります。また，重症の低血糖は認知症の危険因子であることが明らかとなっています。血糖コントロールを良好に保つこと，低血糖を起こさないことが重要です。

（9）がん

血糖コントロールが不良のときにがんの影響がある場合があります。また，糖尿病があるとかかりやすくなるがんもあります。日本人の死因の第1位はがんですが，糖尿病の患者さんでもやはり死因の第1位はがんです。定期的に健診を受けて，がんがあるかないかをみつけることが重要です。

IV 糖尿病の治療

1 糖尿病治療

（1）治療の目標

　糖尿病はできるだけ早期に発見し，合併症が起こる前にきちんと血糖値のコントロールを行い，生活の質（Quality of Life：QOL）が損なわれないようにすることが大切です。糖尿病の早期から厳格な血糖コントロールを行えば，よい影響が約10年後まで続くことが知られています。動脈硬化を防いだりするこの作用は，レガシー（遺産）効果と呼ばれています。慢性合併症がある場合でも，できるだけ早期に発見し，その進展を防止するために血糖コントロールを行います。

（2）治療の種類

　糖尿病の治療には食事療法，運動療法および薬物療法の3つがあります（図23）。糖尿病の患者さんの95％程度を占める2型糖尿病では，食事療法や運動療法が基本となり

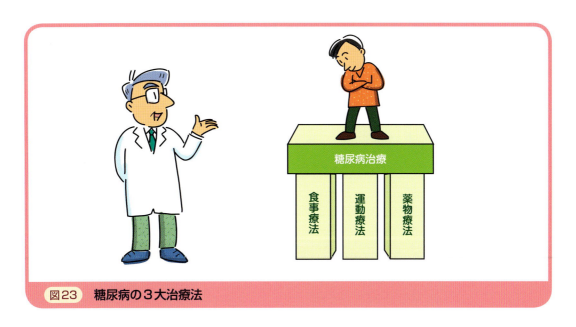

図23　糖尿病の3大治療法

ます。食事療法や運動療法を行っても血糖のコントロールがうまくいかないときは，薬物療法を追加して治療を行います。

2 血糖コントロールの指標

血糖値が高いと合併症が起こりやすいことがわかっていますので，血糖はできるだけ正常に近い値になるように治療します。大きな目標としては，合併症進行を予防するためにHbA1c7.0%未満をめざしましょう（図24）。しかし65歳以上の高齢者では，認知機能や合併症の状態，糖尿病治療薬の内容，家族などのサポート体制などを考慮して決められます（図25）。

この他，高血圧や脂質異常症がある人はこれらの治療も同時に行い，動脈硬化に対する予防を行います。また，肥満があったり腹囲が大きかったりする場合には，それを是正するように生活習慣の改善を行います。

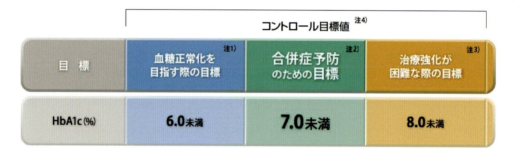

図24 血糖コントロール目標（65歳以上の高齢者については「高齢者糖尿病の血糖コントロール目標」（図25）を参照）

患者の特徴・健康状態[注1]		カテゴリーI ①認知機能正常 かつ ②ADL自立	カテゴリーII ①軽度認知障害〜軽度認知症 または ②手段的ADL低下，基本的ADL自立	カテゴリーIII ①中等度以上の認知症 または ②基本的ADL低下 または ③多くの併存疾患や機能障害
重症低血糖が危惧される薬剤（インスリン製剤，SU薬，グリニド薬など）の使用	なし[注2]	7.0%未満	7.0%未満	8.0%未満
	あり[注3]	65歳以上75歳未満 7.5%未満（下限6.5%） ／ 75歳以上 8.0%未満（下限7.0%）	8.0%未満（下限7.0%）	8.5%未満（下限7.5%）

治療目標は，年齢，罹病期間，低血糖の危険性，サポート体制などに加え，高齢者では認知機能や基本的ADL，手段的ADL，併存疾患なども考慮して個別に設定する。ただし，加齢に伴って重症低血糖の危険性が高くなることに十分注意する。

注1）　認知機能や基本的ADL（着衣，移動，入浴，トイレの使用など），手段的ADL（IADL：買い物，食事の準備，服薬管理，金銭管理など）の評価に関しては，日本老年医学会のホームページ（http://www.jpn-geriat-soc.or.jp/）を参照する。エンドオブライフの状態では，著しい高血糖を防止し，それに伴う脱水や急性合併症を予防する治療を優先する。

注2）　高齢者糖尿病においても，合併症予防のための目標は7.0%未満である。ただし，適切な食事療法や運動療法だけで達成可能な場合，または薬物療法の副作用なく達成可能な場合の目標を6.0%未満，治療の強化が難しい場合の目標を8.0%未満とする。下限を設けない。カテゴリーIIIに該当する状態で，多剤併用による有害作用が懸念される場合や，重篤な併存疾患を有し，社会的サポートが乏しい場合などには，8.5%未満を目標とすることも許容される。

注3）　糖尿病罹病期間も考慮し，合併症発症・進展阻止が優先される場合には，重症低血糖を予防する対策を講じつつ，個々の高齢者ごとに個別の目標や下限を設定してもよい。65歳未満からこれらの薬剤を用いて治療中であり，かつ血糖コントロール状態が図の目標や下限を下回る場合には，基本的に現状を維持するが，重症低血糖に十分注意する。グリニド薬は，種類・使用量・血糖値等を勘案し，重症低血糖が危惧されない薬剤に分類される場合もある。

【重要な注意事項】糖尿病治療薬の使用にあたっては，日本老年医学会編「高齢者の安全な薬物療法ガイドライン」を参照すること。薬剤使用時には多剤併用を避け，副作用の出現に十分に注意する。

（日本老年医学会・日本糖尿病学会編・著：高齢者糖尿病診療ガイドライン2017，南江堂，p46，2017より転載）

図25　高齢者糖尿病の血糖コントロール目標（HbA1c値）

3 食事療法

(1) 糖尿病食事療法の基本

　糖尿病治療の基本は食事療法であり，どのような治療をしている人でも一生継続することが必要といわれています。自分に必要な食事量を守ること，規則正しい食生活と栄養バランスのよい食事をすることが血糖のコントロールを良好にします。また，薬の作用を効果的にし，合併症の予防に役立ちます。糖尿病の食事は制限ではなく，健康な人にもすすめられる健康食です。

1）1日に必要な適正エネルギー量

　適正な体重を維持しながら日常の生活に必要な量の食事を摂取し，過剰に食べすぎないようにすることが必要です。1日に必要な適正エネルギー量は，年齢，性別，身長，体重，日々の生活活動量などによって一人ひとり違います。一般的に標準体重を求め，身体活動量をかけることにより計算できますが，原則として主治医に決めてもらいましょう（表7，図26）。

表7 体重1kgあたりの必要エネルギー	
軽労作（デスクワークが主な人，主婦など）	25～30kcal/kg標準体重
普通の労作（立ち仕事が多い職業など）	30～35kcal/kg標準体重
重い労作（力仕事の多い職業など）	35～　kcal/kg標準体重

（日本糖尿病学会編・著：糖尿病治療ガイド2016-2017，文光堂，p41，2016を改変）

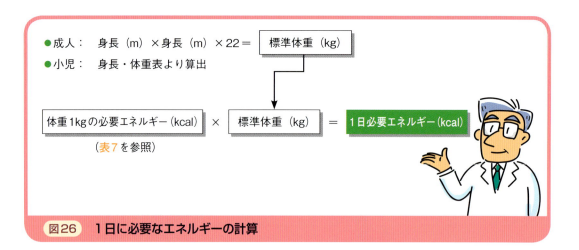

図26　1日に必要なエネルギーの計算

2) 栄養のバランス

　自分の好みで食品を選んでいると栄養的に偏った食事になりかねません。栄養バランスのよい食事にするには，炭水化物，たんぱく質，脂質の3大栄養素とビタミン，ミネラル，食物繊維などの栄養素の過不足がないよう摂取することが大切です。

①炭水化物（ご飯・パン・めん類・いも類）

　1日の総エネルギー量の50〜60％が目標です。活動するために必要なエネルギー源となります。

②たんぱく質（魚介・肉・卵・大豆製品・牛乳・乳製品）

　1日の総エネルギー量の15〜20％が目標です。主に血や肉といった身体を構成する細胞を作ったり，消化や体温調節などの働きを助けたりするために必要です。摂取量の目安としては標準体重1kgにつき，1.0〜1.2gとるようにするとよいでしょう。たんぱく質には植物性と動物性の2種類があります。例えば，植物性たんぱく質は昔から「畑の肉」と呼ばれる大豆や大豆製品などがあげられ，動物性たんぱく質は肉や魚といった動物に由来する食品があげられます。

③脂質（植物性，動物性，多脂性食品）

　炭水化物，たんぱく質指示摂取量の決定後，残りを脂質でとるようにします。1日の総エネルギー量の25％を超える場合は，飽和脂肪酸を減じるなど脂肪酸組成に配慮します。脂質はエネルギー源としての働きが最も大きく，1gで約9kcalのエネルギーを持っています。これは炭水化物やたんぱく質の約2倍に相当し，長時間活動するためのエネルギー源や貯蔵脂肪として体に蓄えるなどの働きをします。日常の食事では主に油脂で補給します。油脂類は脂溶性ビタミン（A・D・E・K）と一緒に摂取すると，ビタミンの吸収を高める働きがあるので，料理のレパートリーを増やして上手に摂取するようにしましょう。

④ビタミン・ミネラル・食物繊維（野菜・果物・海藻・きのこ類）

　炭水化物，たんぱく質，脂質の3大栄養素の働きを円滑にし，体の機能を維持，調節するのに大切な役割をはたしています。ビタミンは体内で合成できないため食物から摂取する必要があります。ミネラルはヒトの体内にごく微量に存在し，体に有効な量と害を与える量との幅が狭いため，サプリメントとして多量に摂取するのではなく，通常の食事で補う方がよいとされています。食物繊維は，水に溶けない不溶性食物繊維と水に溶ける水溶性食物繊維に分けられます。ワカメや昆布に含まれる水溶性食物繊維は，炭水化物や脂質の吸収を遅らせて，食後血糖値上昇をゆるやかにし，血清コレステロールの増加を防ぎ便通を改善する作用があります。

3) 合併症を伴った糖尿病の食事療法

　糖尿病の合併症を予防するためには早期から治療を行い，血糖値，体重，血圧，血中

のコレステロール値をよい状態に保つことが大切です。糖尿病の食事は栄養のバランスがとれていることが基本なので，誰にでも適応する健康食ともいわれています。したがって，糖尿病のほかに高血圧症，動脈硬化症，肥満症などの合併症があっても，この糖尿病食を守れば，ほとんどの場合対処できます。しかし，合併症がある程度進んで特別な配慮が必要となる場合には，医師の指示に従った食事を摂取することになります。

①高血圧症の合併

糖尿病食を守り，塩分を1日6g未満に制限します。

また，動脈硬化を引き起こしやすいので，動物性の脂肪（コレステロール，飽和脂肪酸）をとりすぎないように気をつけ，食物繊維を1日に20〜25gを目標に摂取するようにしましょう。

②動脈硬化症の合併

動脈硬化症は血液中の脂肪（コレステロールや中性脂肪）の増加と密接な関係があります。コレステロールの多い食品（動物性脂肪），中性脂肪を増加させる食品（砂糖，お菓子）を控え，禁酒，禁煙することが望ましいでしょう。

③腎症の合併

腎臓に合併症が生じると，たんぱく質の分解産物である窒素化合物が尿中に排泄できなくなって，血液中にたまってしまいます。腎臓の負担を軽くするために，たんぱく質の制限をする場合があります。糖尿病腎症の食品交換表（日本糖尿病学会編：糖尿病腎症の食品交換表　第3版，日本糖尿病協会・文光堂，2016）も出版されています。

（2）食品交換表の活用

食品交換表（日本糖尿病学会編：糖尿病食事療法のための食品交換表　第7版，日本糖尿病協会・文光堂，2013）が出版されていますので，参考にするとよいでしょう。

1）自分の指示エネルギー量を覚えましょう。

原則として医師の指示に従います。

2）指示エネルギー量を単位に直してみましょう。

食品交換表では，体内で80kcalのエネルギーを生じる食品の量を1単位と呼んでいます。80kcalを1単位としているのは，日常生活でよく食べている量が，80kcalかその倍数になっているためです。例えば，1日の適正エネルギー量が1,600kcalの人の場合，

1,600（kcal）÷80（kcal）＝20単位

となります。

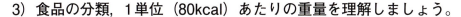

Ⅳ 糖尿病の治療

3) 食品の分類，1単位（80kcal）あたりの重量を理解しましょう。

　食品交換表では，私たちが日常食べている約600の食品が，主な成分に応じて6つの表に分類され，それぞれの食品の1単位（80kcal）に相当する量がグラム（g）で示してあります。

4) 何をどれだけ食べればよいかを考えましょう。

　注意しなければならないことは，エネルギー量を守ることだけが食事療法ではないということです。たくさんの食品をバランスよく摂取することが必要です。

(3) 食事の回数と配分

1) 食事の回数

　糖尿病の人は，インスリンの作用不足で血糖コントロールが乱れます。食事の回数は原則として1日3回とします。1日2食にしてまとめ食いにすると血糖が上がりやすくなり，病気の悪化を招いてしまう原因となります。食事と食事の間隔は食べ物の消化吸収と血糖値の関係から，4～5時間程度の間隔をあけるのがよいでしょう。一時的に労働量が多くなるときは，必要量だけ補食として増やします。

2) 食事の配分指示例

　1日の指示エネルギーの中で栄養素を適正に配分するために，朝食，昼食，夕食，間食ごとに，食品交換表のそれぞれの表から何単位とるかを配分します。

　指示エネルギー量は以下のように計算して求めます。

　　例）男性　40歳　身長170cm　体重70kg
　　　　仕事　　　　　デスクワーク中心
　　　　症状　　　　　合併症なし
　　　　標準体重　　　$1.7 \times 1.7 \times 22 ≒ 63.4$（kg）
　　　　身体活動量　　25kcal/kg標準体重
　　　　指示エネルギー量　$63.4\text{kg} \times 25\text{kcal} = 1,585 ≒ 1,600\text{kcal}$

　次に合併症，肥満症，し好などにより炭水化物の割合を60％，55％，50％より主治医が選択します。ここでは，1日の指示単位を20単位（1,600キロカロリー/炭水化物55％）として食事指示の例を示します（図27）。

(a) 表1の食品（穀物類，いも類）：1日分9単位は，朝食に3単位，昼食に3単位，夕食に3単位のように分けてとります。夕食をとる時間が遅い人は，食後の高血糖を軽

減するために夕食の単位数を減らすなどの工夫をします。
(b) 表3の食品（魚介，大豆製品，卵，チーズ，肉）：1日分5単位は，朝食に1単位，昼食に2単位，夕食に2単位のように分けます。
(c) 表6の食品（野菜）：1日分1.2単位は，朝食，昼食，夕食にだいたい等分となるように分けてとります。その他，海藻，きのこ，こんにゃくもできるだけ食べるように心がけます。
(d) 表5の食品（油脂）と調味料（みそ，砂糖など）：油脂の1日分1.5単位と調味料の1日分0.8単位は，その日の料理の都合で朝食，昼食，夕食に分けて使います。
(e) 表2の食品（くだもの）の1単位と表4の食品（牛乳）1.5単位は朝食，昼食，夕食，間食のどこでとってもかまいません。

食品交換表第7版の13ページにある「栄養素の平均含有量（g）」の数値で概算すると，

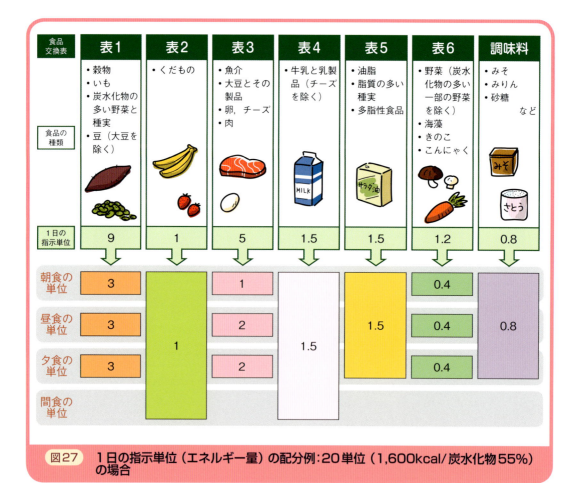

図27　1日の指示単位（エネルギー量）の配分例：20単位（1,600kcal/炭水化物55%）の場合

（日本糖尿病学会編・著：糖尿病食事療法のための食品交換表　第7版．p13, 18, 日本糖尿病協会・文光堂，2013を基に作成）

1日に摂取する三大栄養素の量は、炭水化物223g、たんぱく質72g、脂質47gになります。エネルギー換算係数を炭水化物、たんぱく質4kcal/g、脂質9kcal/gとして摂取エネルギー量比を計算すると、エネルギー比率で炭水化物55％、たんぱく質18％、脂質26％程度となります。三大栄養素の配分を調整する場合は、表1 表3 の単位の変更を主体に行いますが、たんぱく質が標準体重1kgあたり1.2gを超える場合は腎症第3期以降には適さないこと、また脂質の割合が25％を超える場合は、脂肪酸組成にも注意します。

次に国立病院機構熊本医療センターにおける1日20単位（1,600kcal）の献立例を示します（図28，表8）。

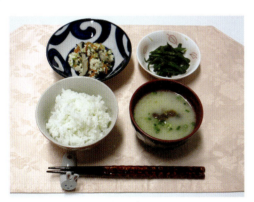
朝食

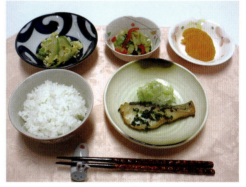
昼食

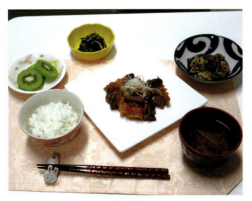
夕食

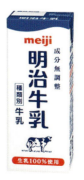
間食（牛乳）

図28　1日20単位（1,600kcal）の献立例

表8　1日20単位（1,600kcal/炭水化物55％）の献立例

	献立名	材料	グラム	表1	表2	表3	表4	表5	表6	調味料
朝	ごはん	ごはん	150	3.0						
	みそ汁	なめこ	30						*	
		いりこ（だし用）	5			*				
		みそ	12							0.3
		小ねぎ	2						*	
	炒り豆腐	豆腐	80			0.8				
		人参	7						*	
		干ししいたけ	1						*	
		サラダ油	2					0.2		
		だし汁	30							
		砂糖	2							0.1
		薄口しょうゆ	5							
	いんげんおひたし	いんげん	40						*	
		みりん	1							*
		しょうゆ	2							
		糸かつお	0.3			*				
小計（単位）				3.0		0.8		0.2	0.4	0.4
昼	ごはん	ごはん	150	3.0						
	魚ねぎ風味つけ焼き	すずき	80			1.3				
		しょうが	1						*	
		酒	3							
		しょうゆ	2.5							
		砂糖	1							0.05
		長ネギ	2						*	
		サラダ油	2					0.2		
		小ねぎ	2.5						*	
	付け合せ	キャベツ	30						*	
		食塩	0.1							
		ごま油	0.5					0.05		
		サラダ油	0.5					0.05		
	卵とじ	たまねぎ	30						*	
		絹さや	8						*	
		だし汁	50							
		酒	2							
		みりん	1							0.03
		薄口しょうゆ	3							
		卵	40			0.8				
	白菜和え物	白菜	40						*	
		レッドピーマン	5						*	
		青じそ	0.5						*	
		しょうゆ	1.5							
		みりん	1							0.03
	果物	オレンジ	100		0.5					
小計（単位）				3.0	0.5	2.1		0.3	0.4	0.1

42

Ⅳ 糖尿病の治療

	献立名	材料	グラム	表1	表2	表3	表4	表5	表6	調味料
夕	ごはん	ごはん	150	3.0						
	鶏チリソース煮	鶏肉（もも皮なし）	90			1.5				
		食塩	0.2							
		酒	2							
		こしょう	0.01							
		片栗粉	2	*						
		なす	60						*	
		揚げ油	3.5					0.35		
		しょうが	1						*	
		にんにく	0.5						*	
		たまねぎ	20						*	
		サラダ油	3					0.3		
		豆板醤	0.2							
		ケチャップ	10							0.15
		酒	2							
		砂糖	2							0.1
		しょうゆ	2							
		食塩	0.2							
		片栗粉	1	*						
		ごま油	1					0.1		
		白ネギ	2						*	
	炒り煮	豚肉（もも）	25			0.4				
		こんにゃく	30						*	
		きくらげ	1						*	
		グリンピース	7						*	
		サラダ油	1					0.1		
		ごま油	0.3					0.03		
		だし汁	50							
		しょうゆ	3							
		みりん	1							0.03
	大根ひじきサラダ	大根	40						*	
		ひじき	1						*	
		酢	5							
		ごま油	1					0.1		
		砂糖	1							0.05
		塩	0.2							
		ゆず果汁	2							
		かいわれ菜	3						*	
	沢煮椀	干ししいたけ	0.8						*	
		人参	4						*	
		ごぼう	8						*	
		たけのこ	8						*	
		だし汁	150							
		食塩	0.3							
		酒	2							
		薄口しょうゆ	5							
		小ねぎ	0.5						*	
	果物	キウイ	80		0.5					
小計（単位）				3.0	0.5	1.9		1.0	0.4	0.0
間食	牛乳	牛乳	200				1.7			
小計（単位）							1.7			
1日の合計（単位）				9.0	1.0	4.8	1.7	1.5	1.2	0.8

43

（4）食事療法を行ううえでのその他の注意点

1）補食

インスリンや経口血糖降下薬を使用している人が低血糖になったとき，あるいはその予防のためにとる「補食」があります。

2）間食（嗜好飲料，お菓子など）

①お菓子にはなぜ気をつけなければならないか

食事療法を行ううえで，問題になるのは間食です。お菓子やジュースなどは，1日の食品配分以外のものであり，食事療法を行ううえで必ずとらなければならない食品ではありません。糖分や脂肪分が多いなど，栄養的に偏っているものが多く，食事以外の間食としてとり続けることは，血糖コントロールを乱す原因にもなります（図29）。

②清涼飲料水にはなぜ気をつけなければならないか

市販のペットボトル500mLの中には，一般的に約50g以上の糖分が含まれています。清涼飲料水の飲みすぎによって起こる急性の糖尿病「ソフトドリンク症候群」が，若い人たちを中心に増えてきています。

ダイエット飲料も常用すると甘さに慣れるもとになります。ダイエット飲料がないときは他のエネルギーが高い清涼飲料水をつい飲んでしまうことになるため，日頃から甘いものは控えておいた方がよいでしょう。

③人工甘味料について

砂糖に比べてエネルギーが低いからといって，いくらでもとってよいということではありません。人工甘味料の甘さに慣れてしまうと，結局は満足できなくなり，砂糖が欲しくなってきます。人工甘味料はあくまで補足的に考えて使うのがよいでしょう。また，人工甘味料はとりすぎると消化不良のため下痢を起こすこともありますので，注意が必要です。

3）アルコール

アルコールが飲める条件は次の6つです。
①血糖コントロールが良好
②体重が標準またはそれ以下であること
③肝機能が正常なこと
④合併症がないこと
⑤経口血糖降下薬やインスリン注射をしていない人
⑥飲み始めても一定量（2単位以内）でやめられる人

アルコールは，少量でも食欲を増進させ精神的に陽気な気分にするため，つい食事量

Ⅳ 糖尿病の治療

江崎グリコ
（70g：35g×2）
ポッキーチョコレート
1袋（35g）あたり
176kcal

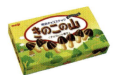
明治
（82g）
きのこの山
453kcal

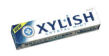
明治
（12粒）
キシリッシュガム
クリスタルミント
34kcal

江崎グリコ
（140mL）
ジャイアントコーン
チョコナッツ
260kcal

江崎グリコ
（110mL）
カロリーコントロール
アイス・バニラ
80kcal

カルビー
（60g）
ポテトチップス
うすしお味
337kcal

キリンビバレッジ
（250mL）
毎日果菜
140kcal

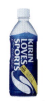
キリンビバレッジ
（555mL）
キリン ラブズ スポーツ
89kcal

アサヒビール
（350mL）
スタイルフリー
糖質0
84kcal

アサヒビール
（350mL）
スーパードライ
147kcal

キリンビール
（350mL）
チューハイ氷結
レモン
172kcal

キリンビール
（350mL）
一番搾り
生ビール
144kcal

キリンビール
（350mL）
キリンゼロ（生）
67kcal

図29 お菓子やアルコールなどに含まれるカロリー

（2018年1月現在）

が多くなったり，一定量ではおさまらず大量飲酒になったりすることも多く，その結果，血糖のコントロールを悪化させます。食事をしないで飲酒をすると，栄養不足になったり，肝機能が低下しやすくなったりするので気をつけましょう。また，アルコールは毎日飲み続けるとインスリン分泌が低下して，血糖が上がり，糖尿病合併症（神経障害　網膜症　腎症の3大合併症や心筋梗塞，脳梗塞など）のほか肝障害，膵炎，脂質異常症，肥満などをさらに悪化させます。

薬物療法をしている人が，ほとんど食事をせずに飲酒した場合は低血糖を起こしやす

くなります。エネルギーはあってもアルコールは栄養素になりませんから，他の食品と交換すると栄養障害のもとになりますので十分に注意する必要があります。

〈アルコールの上手な飲みかた〉

(a) 食事は指示エネルギーをきちんと守り，前述の条件のもと1日に2単位以内（ビール中びん1本，日本酒1合，焼酎半合，ウイスキーダブル1杯のうちいずれか一つ）を目安にしましょう。

(b) 1週間に2日以上飲酒しない日を作りましょう。

(c) アルコールは他の食品と交換はしないようにしましょう。

(d) 少量でも楽しい雰囲気で飲むようにしましょう。

(e) おつまみのエネルギー量に気をつけましょう。

4) 外食

わが国では，和食，洋食，中華料理と，変化に富んだ食生活になっています。グルメブームなどで，家族や友人と気楽に外食ができるようになりました。また，仕事などによって，出張や宴会などで外食の機会が増え，昼も夜も外食という人が多くなっています。指示単位を守るために外食のおおよそのカロリーを理解しておくことが大切です（図30）。

〈外食の特徴〉

①一般に総エネルギー量が多い。

②主食（ご飯・めん）が多く，野菜が少ない。

③メニューにより肉・魚・油の使用量が多い。

④同じメニューでも店や地域によって調味料，油など使用されるものや量に違いがある。

⑤濃い味付けのメニューが多く，塩分や砂糖のとりすぎになる。

こうした点を考えると，アルコールを伴う宴会や外食の回数はできるだけ少なくしたいものです。しかし，ときには家族や友人と外食を楽しむ場合もあるでしょう。日ごろから計量の習慣を身につけ，目安量がわかるようにしておくことが必要です。外食のメニューの特徴をよく理解し，メニューに栄養価が記載されている場合は，参考にして自分の指示単位にあわせて多い場合は残し，少ない場合は補うようにすることが大切です。

近年では，自治体，企業，大学などと提供した健康志向に合わせたメニューを提供するところもあるので一部を紹介します。

(a) ブルーサークルメニュー

熊本県では，糖尿病患者，健康に関心が高い人が安心して利用できる「ブルーサークルメニュー」として，総カロリー600kcal未満，塩分3g以下の条件を満たすランチメニ

Ⅳ 糖尿病の治療

アジの塩焼き定食
513kcal

しょうが焼き定食
823kcal

ハンバーグ
ステーキ定食
824kcal

江戸前ちらし
667kcal

カツ丼
893kcal

ビーフカレー
954kcal

きつねうどん
392kcal

天ぷらそば
564kcal

スパゲティ
ミートソース
593kcal

スパゲティ
カルボナーラ
830kcal

図30　外食のカロリー

＊カロリー表記は香川芳子監：毎日の食事のカロリーガイド，改訂版，女子栄養大学出版部，2012を参考にした。

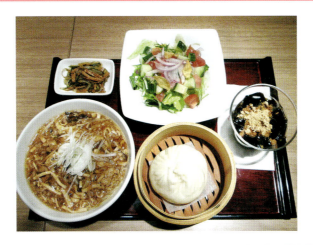

図31　ブルーサークルメニューの一例（鶴屋百貨店鼎泰豊の酸辣湯麺ヘルシーセット）

（写真提供：特定非営利活動法人 ブルーサークル2050）

ニューやコースメニューが県内のホテル，飲食店，弁当店，惣菜店など約80店舗で提供されています（図31）。

(b) タニタ食堂

社員食堂で提供していた減塩レシピを一汁三菜カロリー500kcal前後，塩分3g以下で忠実に再現し日替わりで提供されています。

(c) 鹿屋アスリート食堂

スポーツ栄養学に基づいたおかずを組み合わせてさまざまな健康志向の方に対応できるように，一汁一飯三主菜の定食スタイルで提供されています。

5）宅配食

宅配食とは，指示エネルギーの食事を宅配業者が自宅へ配達してくれるシステムです。

〈宅配食の特徴〉

①糖尿病などの食事療法に用いられる宅配食品について，医学・栄養学的に適正な商品・サービスの提供を目的として定められた指針（食事療法用宅配食品等栄養指針）に基づいて栄養管理が行われています。

②1人分のために別メニューを作る必要がないので家族に負担をかけることもなく，1日1食でも取り入れることでストレスなく食事療法を継続できます。

③豊富な日替わりメニューで，楽しみながら継続できます。

④高機能パッケージで冷凍して届けられます。電子レンジで温めるだけなので料理が楽で簡単です。

⑤国産食材を極力使用し，安心・安全な食材を使用してあります。

以上のことより，家族の状況，自分の食生活にあわせて利用するとよいでしょう。

4 運動療法

運動療法は，食事療法，薬物療法とならぶ糖尿病治療の基本です。

（1）運動療法のもたらす効果

1）糖代謝に対する効果

①運動により血糖が下がります（急性効果）。

②血糖を低くする効果は1〜2日続きます（持続効果）。

③運動を持続して行うことでインスリンの働きをよくします（慢性効果）。

④細胞に糖を取り込むたんぱく質が増えます（慢性効果）。

2) 脂質代謝に対する効果

①肥満の予防と改善

　肥満とは，単に体重が重いということではなく，体内に脂肪が過剰に蓄積した状態をいいます。肥満は病的なものを除いて，食べすぎ，運動不足が原因です。食べすぎると消費されずに残ったエネルギーは脂肪の形で蓄えられることになります。なぜなら脂肪は少ない量でたくさんのエネルギーを蓄えられるため，ためておくのに都合のよい燃料だからです。身体に蓄えられた脂肪が多い状態が続くと，糖尿病をはじめとしたさまざまな病気が起こりやすくなります。

　運動により使われる燃料が増え，栄養と運動のバランスがよくなれば脂肪はたまりません。食べる量より使う量が多ければ，身体の中に蓄えられた脂肪を分解して利用します。このため，身体の脂肪はだんだん少なくなり，肥満は改善されていきます。しかし，運動によって使われるエネルギーは思ったほど多くありません。例えば，体重60kgの人が1日，1時間かけて歩いたとします。このときに使われるエネルギー量は225kcal程度で，わずか25gの脂肪燃料が使われるにすぎません。体重を脂肪燃焼で減らそうとすると，1kgにつきこの運動を40回実施しなければならない計算になります。ですから，肥満の改善には食事療法の併用（食べすぎないこと）が重要ですし，肥満の改善には時間がかかります。あせらずに運動と食事療法を続けることが成功の秘訣です。

②血中脂質の正常化

　糖尿病の患者さんはコレステロールや中性脂肪など血液中の脂肪が高い状態，すなわち脂質異常症を併発していることが少なくありません。運動と食事療法の継続により高すぎる中性脂肪やコレステロールは減少します。そして，動脈硬化を防ぐ働きを持った善玉コレステロールとよばれるHDLコレステロールは，運動を続けると増加します。

3) 動脈硬化の予防

　血液の流れが悪くなる動脈硬化は，高血圧や脳，心臓の血管の病気の原因となります。これらは糖尿病の患者さんに併発しやすい病気であり，運動療法にはその発症を予防する働きがあります。

　運動すると筋肉ではたくさんの燃料と酸素が必要になります。この燃料と酸素を筋肉に運ぶため，心臓はたくさんの血液を送り出します。たくさんの血液をスムーズに流すために筋肉中の血管は拡張し，日ごろあまり使われなかった血管も利用されるようになります。このように，運動すると血のめぐりがよくなります。このことは，血液の中の脂肪が適正に保たれることとあわせて，動脈硬化を予防する効果をもたらします。

4) 生活の質の向上

①運動は体力を高めます。

②運動は生活の質を高めます。

　運動により糖代謝や脂質代謝がよくなり，体力も向上すると，日常生活に余裕が出るようになります。余暇時間にレクリエーションを楽しむことができるようになるなど，生活の質を向上させるのに役立ちます。その人にあった運動を楽しく行った後には，すばらしい爽快感，充実感を味わうことができます。運動は気分転換やストレスの解消にも役立ち，精神的な効果も大きいと考えられます。

（2）運動療法の方法

　運動療法の開始にあたっては，医学的チェックを行い，糖尿病の管理が良好であることを確認します。空腹時血糖値が250mg/dL以上あったり，ケトーシス，増殖あるいは増殖前網膜症，進行した腎症（腎不全），重度の自律神経障害の合併例などがあったりする場合では運動療法は禁止します。また，高度の肥満の人や，ふだん運動不足の人は無理をせず，軽い運動から始めることがすすめられます。

1）運動種目

　糖尿病の運動療法としては有酸素運動とレジスタンス運動があります。有酸素運動とレジスタンス運動は，ともに2型糖尿病患者に対する血糖コントロールに有効であり，併用による効果が明らかにされています。有酸素運動にはウォーキング，ジョギング，サイクリング，水泳などがあります。レジスタンス運動にはダンベル，マシンなどの器具を用いる方法やスクワット，腕立て伏せのように自体重を利用する方法があります（図32）。

2）運動強度（どのくらいの強さでするか）

　運動療法は自分が最大に行える強さを100％とすると，その強さの40〜60％くらいで行います。

　表9に運動強度に対応する年代別脈拍数を示します。脈拍は，運動の強さが一定して5分くらい経過したところで運動を中止し，ただちに10秒間測定します。その数を6倍し，1分間の値に換算します。表9の（　）の中の数字は10秒間の脈拍数を示したものです。50歳代では運動中10秒間測定した脈拍数が，17〜21の間になるように運動の強さを調節すればよいことになります。16以下のときはペースを上げ，22以上のときはペースを落としてください。

　自体重を利用するレジスタンス運動には，負荷の大きさを調整しにくいという欠点があります。スクワットならしゃがみ込む深さを調整したり，机などに手をついて行ったりして，負荷を調整するとよいでしょう。

　運動中に自分で感じるきつさも運動の強さを知る目安になります。人と会話ができる

Ⅳ 糖尿病の治療

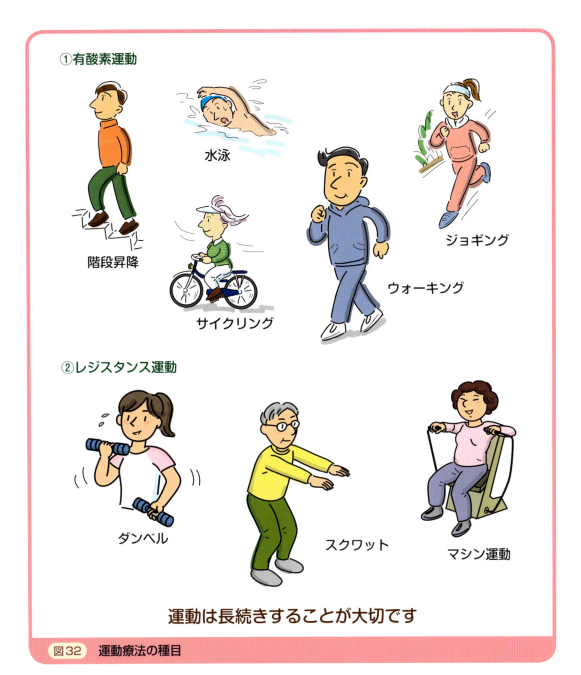

図32　運動療法の種目

程度で少し息がはずむくらいの強さが適当です。強度が70％を超え、酸素が十分に取りこめない状態になると、息切れを感じてきます。息切れのためにうまく会話ができない状態、「きつい」とか「苦しい」と感じる運動は、糖尿病の運動療法としてはふさわしくありません。なお、運動の前後は、なるべく準備運動や整理運動を行い、ゆっくりと体を慣らすようにします。

表9	運動強度に対応する1分間の年代別脈拍数				（　）内は10秒あたり	
運動強度		最大	強い	中等度		軽い
割合（%）		100	80	60	40	20
年代	20～29歳	190 (32)	165 (28)	135 (23)	110 (18)	100 (17)
	30～39歳	185 (31)	160 (27)	135 (23)	110 (18)	100 (17)
	40～49歳	175 (29)	150 (25)	130 (22)	105 (18)	95 (16)
	50～59歳	165 (28)	145 (24)	125 (21)	100 (17)	80 (13)
	60歳以上	155 (26)	135 (23)	120 (20)	100 (17)	80 (13)

3）継続時間（何分やるのか）

運動を開始して15分ぐらいから脂肪が燃料として使われはじめ，だんだんとその割合が大きくなっていきます。したがって，運動時間は1日最低20～60分を目安に行うのが適正です。100kcalを消費する運動と時間は，体重60kgの場合，軽散歩で30分ほどです（表10）。

4）実施頻度（週に何回するのか）

糖代謝におよぼす効果は運動後1～2日は維持されます。また，筋肉や呼吸循環機能に対しても，1日おきの運動で十分に効果が得られます。運動は毎日行うことが基本ですが，できれば少なくとも1週間に3日以上行うことが望まれます。

レジスタンス運動は標的の筋肉に負荷を集中する運動ですので，回復期間も必要です。レジスタンス運動は週あたり2～3回行うくらいがよいでしょう。

5）実施時間帯（いつするか）

運動は食後1時間から1時間半くらいの時間帯に行うのが理想的です。この時間帯に運動すると，運動で使われた分だけ食後の血糖上昇を抑えることができます。また，薬物療法を行っている人でも，この時間帯であれば低血糖を起こす心配は少なくなります。なお，インスリンの注射は運動によるインスリン吸収への影響が少ないおなか（腹壁）に行うようにします（図33）。

しかし，いつもこの時間帯に運動できる人は多くありません。運動の効果は，血糖を

Ⅳ 糖尿病の治療

表10　100kcal消費する運動と時間（体重60kgの場合）

軽い運動	軽い散歩	30分前後
	軽い体操	30分前後
やや強い運動	ウォーキング（速歩）	25分前後
	自転車（平地）	20分前後
	ゴルフ	20分前後
強い運動	ジョギング（強い）	10分前後
	自転車（坂道）	10分前後
	テニス	10分前後
激しい運動	バスケット	5分前後
	水泳（クロール）	5分前後

（日本糖尿病学会編・著：糖尿病治療ガイド2016-2017，文光堂，p47，2016より転載）

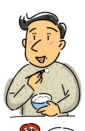
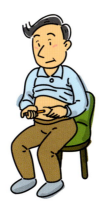
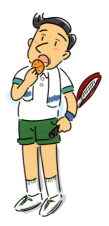

食後1時間頃が理想的ですが，生活にあわせていつ実施してもかまいません。

注射は運動によるインスリン吸収への影響が少ないおなか（腹壁）に行います（詳しい注射の方法は図36を参照）。

長時間運動する場合は運動前か途中に補食します。例えば運動前の血糖値が90mg/dL未満のときは，炭水化物を1～2単位摂取するようにします。

図33　インスリン療法を行っている人が運動する場合の注意事項

53

下げるという急性効果がすべてではありません。運動を継続し，筋肉や脂肪組織でのインスリンの働きをよくすることが最終目的です。そのためには食後にこだわる必要はありません。自分のライフスタイルにあわせ，無理なく実施できる時間帯をみつけてください。

　運動するのはいつでもよいといっても，避けた方がよい時間帯もあります。一般的に早朝や深夜の運動は避けた方が賢明です。朝起きてすぐは，目は覚めていても，体はすぐには活動体勢に入れません。朝運動を行うのであれば，起き抜けではなく，せめて30分くらいの余裕をもって始めましょう。その間にコップ1杯の水やお茶を飲み，寝ている間に失われた水分を補給することも考えてください。反対に，深夜の運動はせっかく休みかけた神経と体を，運動によりまた興奮させてしまい，寝つきが悪くなってしまいます。また，暗く視界の悪いところで運動すると，思わぬ事故を起こすことにもなりかねません。人間の体が持っている，活動と休養のリズムを大切にすることが必要です。

　食直後の運動もあまり好ましくありません。この時間に運動すると，消化吸収のために内臓に集まるべき血液が筋肉に流れてしまいます。せっかくの栄養が消化吸収されるのを妨げてしまうばかりか，胃下垂や胃腸障害の原因にもなりかねません。せめて30分，できれば1時間ぐらいの食休みは必要です。

　インスリン注射や経口血糖降下薬を飲んでいる人は，運動によって起きる低血糖に気をつけなければなりません。薬の効きめが最大になる時間とおなかがすき血糖が下がってくる時間が重なる時間帯は要注意です。このようなときに運動すると，低血糖が起きる可能性が非常に大きくなります。食事療法だけでコントロールしている患者さんは，低血糖の心配はありません。

（3）まとまった時間がとれない人の運動のしかた

①通勤時間を利用して運動する

　サラリーマンの人はマイカー通勤を見直しましょう。2km以内なら歩いて通えます。3〜5kmなら自転車がよいでしょう。また，公共の交通機関を利用すれば，駅やバス停までのウォーキングが可能になります。歩いて5分もかからないような場合は，1駅先まで歩いてみましょう。乗り換えのときの歩行や階段の昇降もよい運動になります。

②買い物の時間を利用したウォーキング

　近所で買い物をするときは，外出したついでに少し遠回りしてでも，15分くらい歩いてからお店に行きましょう。

③仕事で体を動かすことも，よい運動になることがあります。

　体を使って行う仕事は，場合によっては有効な運動療法になることもあります。体全体，特に足を使って一定時間継続する仕事は運動療法として有効だと考えられます。

IV 糖尿病の治療

④歩数計を利用し1日の歩数を把握

　一定の時間続けられなければ，こま切れ運動でもしかたありません。運動の質はともかく運動量だけでも確保しましょう。歩数計を身につけ，1日の歩数を把握し，徐々に増やしましょう。

（4）運動療法を行ううえでの注意

①運動は自発的に楽しく行いましょう

　強制されていやいや行う運動は，実施する人にとって一種のストレスになります。このような運動は長続きしないばかりか，ストレスホルモンの働きにより血糖や血圧のコントロールを悪くすることさえ考えられます。運動の効果を理解し，実感しながら自発的に運動しましょう。糖尿病の運動療法は苦しさに耐えながら行うものではありません。運動の爽快さを感じながら楽しく行うことが長続きさせるコツです。

②体調が悪いときは休みましょう

③運動を行う環境に注意しましょう

　屋外で運動するときには，交通事故にあわないように気をつけましょう。交通事情を考慮してコースを選んでください。また，夜間のウォーキングやジョギングにも注意が必要です。暗い色の服装は避け，できるだけ白っぽい服を着ましょう。反射板やライトを利用して運転者に注意を呼びかけるのもよい方法です。

④運動に適した服装で行いましょう

　体重を落とそうと厚着をしすぎたり，通気性の全くない服を着たりして運動する人をときどきみかけます。たしかに汗が出て水分が失われ，体重は減ります。しかし，減らさなければならない脂肪は，あまり燃えていないといってよいでしょう。運動により発生した熱をうまく放出できないと早く疲れてしまうため，結局運動量は少なくなってしまいます。そればかりか，体温が上昇しすぎて危険な状態にもなりかねません。気候にあった通気性のよい服装で運動しましょう。

⑤運動に適した靴をはきましょう

　運動靴を選ぶときには，自分の足にあったものをみつけることが基本です（図34）。実際にはいてみてから選びましょう。

(a) かかとの部分はしっかりと包み込まれていますか。
(b) 靴ずれが起きるようなあたりかたはしていませんか。
(c) 指先がつま先の部分にあたっていませんか。
(d) 指先は余裕を持って動かせますか。
(e) 足の甲の部分や親指の付け根に圧迫感はありませんか。

　ジョギングやウォーキングでは着地の衝撃が繰り返し加わるため，足の骨や関節を痛めてしまうことが少なくありません。かかとの部分が十分ショックを吸収するように作

55

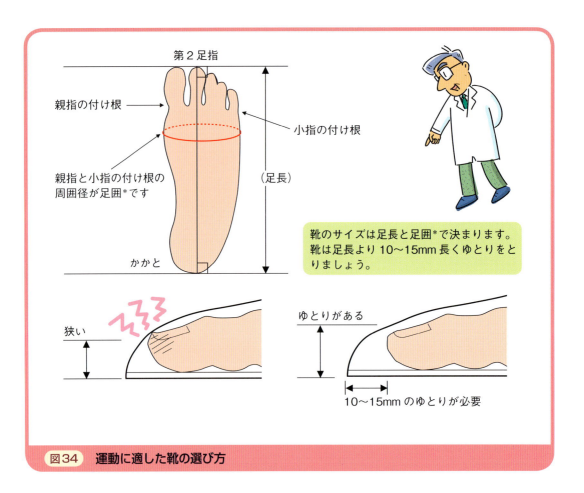

図34　運動に適した靴の選び方

られていて，着地のときに安定感があることも確認しましょう。
⑥**水分は十分に補給しましょう**
　体重を減らしたいためか，運動で汗をかきのどが渇いても水分をとらない人が見受けられます。水分を十分にとらずに脱水状態になると，血液の粘り気も強くなり，血のめぐりが悪くなります。また，血液の固まりもできやすく，血管がつまりやすくなってしまいます。水分は体にとって，とても大切なものです。汗をかいたら水分を十分にとるようにしてください。特に，高齢者では脱水状態でも渇きの自覚症状が乏しいため，のどが渇いていなくても水分をとるように努めることが大切です。

5 薬物療法

　薬物療法には，大きく分けると経口薬療法と注射薬療法の2つがあります（図35）。糖尿病治療の中で薬物療法はあくまでも補助療法です。食事療法，運動療法で血糖のコントロールが不十分な場合に開始されます。

Ⅳ 糖尿病の治療

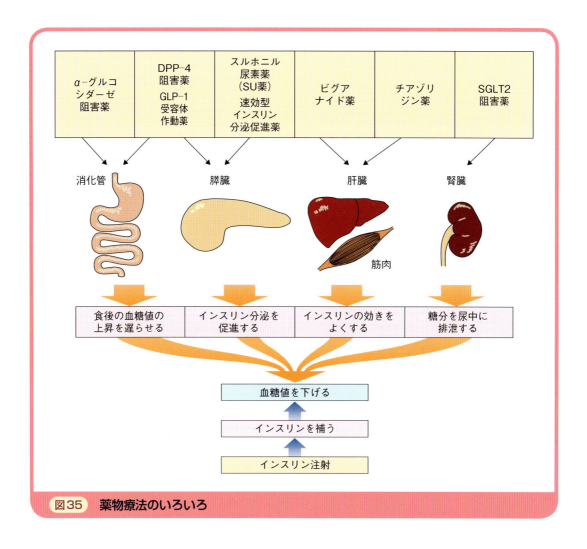

| 図35 | 薬物療法のいろいろ |

（1）経口薬療法

　経口薬はインスリンの分泌能力はあるが，血糖をコントロールするのに必要な量のインスリンの出かたが悪い状態（インスリン分泌低下）の場合やインスリンの効きめが悪い状態（インスリン抵抗性）の場合に適応となります。経口血糖降下薬にはスルホニル尿素（SU）薬，ビグアナイド（BG）薬，α-グルコシダーゼ阻害薬，チアゾリジン薬，速効型インスリン分泌促進薬，DPP-4阻害薬，SGLT2阻害薬があります（表11）。

1）スルホニル尿素（SU）薬
①作用機序
　膵臓のβ細胞に作用してインスリンを分泌させる薬です。

②副作用

　副作用としては低血糖がもっとも多いのですが，その原因は過剰服用・食事摂取不足・運動過多などで，多くの場合本人および家族の注意で防ぐことが可能です。体重増加傾向にも注意が必要です。他に，吐き気・嘔吐などの消化器症状，蕁麻疹・光線過敏症などの皮膚症状，貧血・白血球減少・出血しやすい傾向などの血液疾患，肝障害などが報告されています。

③注意事項

　SU薬の作用を弱める薬として副腎皮質ホルモン（ステロイド）などがあり，逆に強める薬として消炎鎮痛薬の一部があります。市販薬や処方薬などで新しい薬を服用する場合は，主治医や薬剤師に相談しましょう。漢方薬の中には経口血糖降下薬の成分が含まれているものもあるので，十分な注意が必要です。また，アルコールによって低血糖が起きやすくなるので，特に注意が必要です。なお，低血糖が発現する可能性があるので，高所作業などは避けてください。以前，この薬で過敏症などがあった場合や下痢・嘔吐などの消化器症状があるとき，手術前後などは服用が禁止されているので，主治医に申し出てください。また，妊娠中やその可能性がある場合は服用できませんので，この場合も主治医に申し出る必要があります。

④二次無効

　患者さんの中には，食事療法の乱れやストレス，薬剤耐性などで，継続しているSU薬が効かなくなる場合があります。これを二次無効と呼んでいます。二次無効になると，2型糖尿病でもインスリン療法が必要になります。

2) 速効型インスリン分泌促進薬

①作用機序

　膵臓のβ細胞に作用してインスリンを分泌させる薬です。SU薬よりも吸収が速く，血中からの消失も速い作用時間の短い薬です。

②副作用

　主なものは，空腹感，冷や汗などの低血糖症状です。

③注意事項

　食後投与ではすみやかな吸収が得られず効果が減弱する可能性があるので，効果的に食後の血糖上昇を抑制するため，必ず食直前（食事を摂取する5〜10分前から直前）に服用する必要があります。また，服用後，すみやかに薬効を発現するため，食前30分に服用すると食事開始前に低血糖を誘発する可能性がありますので注意が必要です。

Ⅳ　糖尿病の治療

3） α-グルコシダーゼ阻害薬

①作用機序

摂取された食事は腸管で吸収されます。この薬は，主に腸管内で糖質（二糖類）を一番小さなブドウ糖に分解する酵素の働きを抑える作用を持っています。このため糖質の消化吸収が遅れ，食後の過度な血糖上昇を改善することができるのです。しかし，食後の過血糖は抑えますが，食事で摂取された糖質のほとんどは遅れながらも吸収されるので，ダイエット効果は期待できません。また，直接の血糖降下作用ではないので，しっかりした食事療法を行ったうえでの服用が基本になります。

②服用時の注意点

この薬は，作用機序からもわかるように，必ず食直前に服用します。食後では効果は認められません。

③副作用

お腹の張りや放屁が服用初期の主な副作用ですが，まれに重篤な肝障害が起こることが報告されています。

④注意事項

重篤な肝障害の報告があるので，定期的に自覚症状（全身倦怠感）のチェックや肝機能検査を行うことが必要です。また，SU薬やインスリン製剤と併用した場合は，低血糖症状発現を考慮し，車の運転や足場の悪い場所での作業などに注意しなければなりません。低血糖時の処置は，本剤により砂糖の吸収が抑えられるため，砂糖ではなくブドウ糖10gを服用します。もし，ブドウ糖を持ち合わせていない場合は，ブドウ糖を含んでいる市販のジュース類でもかまいません。

4） ビグアナイド（BG）薬

①作用機序

細胞でのブドウ糖の利用を高める働きや肝臓から糖を作り出す作用（糖新生）を抑える働きがあります。したがって，インスリンが出ているのに血糖を利用できない肥満2型糖尿病の人に有効です。

②副作用

まれに乳酸アシドーシスという，気分が悪い，嘔吐，腹痛，昏睡などの副作用を起こすことがあるので注意が必要です。もし，服用中にこのような症状が出たらすぐに服用を中止し，主治医に連絡してください。また，肝機能異常，胃腸障害が起こることもあるので，基本的に食後に服用します。

③注意事項

基本的にSU薬と同じです。糖尿病以外のことでも自覚症状や過去の経験などで気になることは，必ず主治医に相談してください。

5）チアゾリジン薬

①作用機序
インスリンを分泌させる力は持っていませんが，インスリンの作用を強める力を持っている薬です。

②副作用
主なものは，心不全の増悪や発症，むくみ（浮腫）などです。

③注意事項
1型糖尿病，重篤な肝・腎疾患，心不全，妊婦，授乳中の婦人などは使えません。この薬だけでは低血糖は起きませんが，SU薬やインスリン製剤を併用している場合，激しい筋肉運動や食事摂取量の不足，過度のアルコール摂取などでは低血糖が起きやすくなるので，慎重に服用しなければなりません。

また，体重増加をきたしやすいので，食事療法を確実に守る必要があります。

6）DPP-4阻害薬（インクレチン関連薬◆）

①作用機序
食後に消化管から分泌されるインクレチンは，分解酵素（DPP-4）によってすみやかに分解されます。DPP-4阻害薬は，DPP-4の働きを阻害することにより，インクレチンが分解されないようにし，血糖値を下げます。

②副作用
単独では低血糖症状を起こしにくい薬ですが，他の糖尿病の薬（SU薬）と併用する場合，低血糖のリスクが増加するおそれがあります。他に服用している糖尿病の薬がある場合は，主治医の服薬指示を守って服用してください。まれに吐き気が起こることがあります。

③注意事項
高度な腎機能障害があれば，投与量に注意が必要な場合があります。SU薬にDPP-4阻害薬を追加した場合，重篤な低血糖が報告されています。低血糖を起こさないようにSU薬を減量するなど十分な配慮が必要となります。

◆インクレチン関連薬

血糖値をコントロールするホルモンの一つにインクレチンがあります。インクレチンは食事摂取後，小腸から分泌され，インスリンの分泌を増やしたり，グルカゴンの分泌を抑えたりして，血糖値の上昇を抑える働きがあるホルモンです。このインクレチンの作用に着目したインクレチン関連薬には，DPP-4阻害薬（経口薬）とGLP-1受容体作動薬（注射薬）の2種類があります。

Ⅳ 糖尿病の治療

7) SGLT2阻害薬

①作用機序
血液中の過剰な糖分を尿中に排泄することにより血糖値を下げる薬です。

②副作用
頻尿・多尿がみられ，脱水症状を起こすことがあります。また，尿路感染症や性器感染症を起こすことがありますので，排尿痛や残尿感，陰部のかゆみなどの症状が現れた場合は医師にお知らせください。特に女性は注意が必要です。

③注意事項
脱水症状予防のため，適度な水分摂取を心がけてください。また，この薬を服用中は，血糖コントロールが良好であっても，尿糖検査が陽性となることがありますが，この場合は血糖値の悪化を示しているものではありません。

表11　主な経口血糖降下薬

一般名	商品名	
スルホニル尿素（SU）薬		
グリクラジド 1日量40〜120mg （160mgを超えない）， 1日1〜2回（朝または朝夕）， 食前または食後	グリミクロン錠40mg	グリミクロンＨＡ錠20mg
グリベンクラミド 1日量1.25〜2.5mg （最高10mg）， 1日1〜2回（朝または朝夕）， 食前または食後	オイグルコン錠1.25mg	オイグルコン錠2.5mg
	ダオニール錠1.25mg	ダオニール錠2.5mg

一般名	商品名		
グリメピリド 1日量1〜4mg（最高6mg）， 1日1〜2回（朝または朝夕）， 食前または食後	アマリール0.5mg錠	アマリール1mg錠	アマリール3mg錠
	アマリールOD錠0.5mg	アマリールOD錠1mg	アマリールOD錠3mg
速効型インスリン分泌促進薬			
ナテグリニド 1日量270〜360mg， 1日3回，毎食直前	スターシス錠30mg	スターシス錠90mg	
	ファスティック錠30（30mg）	ファスティック錠90（90mg）	
ミチグリニドカルシウム 水和物 1日量30mg，1日3回， 毎食直前	グルファスト錠5mg	グルファスト錠10mg	
	グルファストOD錠5mg 	グルファスト錠OD10mg	

Ⅳ 糖尿病の治療

一般名	商品名	
レパグリニド 1日量0.75〜3mg， 1日3回，毎食直前	シュアポスト錠0.25mg	シュアポスト錠0.5mg
α-グルコシダーゼ阻害薬		
アカルボース 1日量150〜300mg， 1日3回，食直前	グルコバイ錠50mg	グルコバイ錠100mg
	グルコバイOD錠50mg	グルコバイOD錠100mg
ボグリボース 1日量0.6〜0.9mg （発症抑制は0.6mgまで）， 1日3回，毎食直前	ベイスン錠0.2（0.2mg）	ベイスン錠0.3（0.3mg）
	ベイスンOD錠0.2（0.2mg）	ベイスンOD錠0.3（0.3mg）

63

一般名	商品名		
ミグリトール 1日量150〜225mg, 1日3回, 毎食直前	セイブル錠25mg 	セイブル錠50mg 	セイブル錠75mg 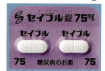
	セイブルOD錠25mg 	セイブルOD錠50mg 	セイブルOD錠75mg 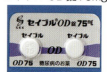
ビグアナイド薬			
ブホルミン塩酸塩 1日量100mg （最高150mg）， 1日2〜3回, 食後	ジベトス錠50mg 		
メトホルミン塩酸塩 グリコラン：1日量500mg （最高750mg），1日2〜3回, 食後 メトグルコ：1日量500〜1,500mg （最高2,250mg）， 1日2〜3回, 食直前または食後	グリコラン錠250mg 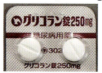	メトグルコ錠250mg 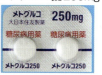	メトグルコ錠500mg 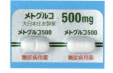
チアゾリジン薬			
ピオグリタゾン塩酸塩 1日量15〜30mg （最高45mg）， 1日1回, 朝食前または後 インスリンを使用する場合は 1日量15mg（最高30mg）， 1日1回, 朝食前または後	アクトス錠15（15mg） 	アクトス錠30（30mg） 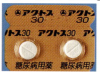	
	アクトスOD錠15（15mg） 	アクトスOD錠30（30mg） 	

Ⅳ　糖尿病の治療

一般名	商品名
DPP-4阻害薬	
アログリプチン安息香酸塩 1日量25mg， 1日1回*	ネシーナ錠6.25mg　　ネシーナ錠12.5mg　　ネシーナ錠25mg
シタグリプチンリン酸塩 水和物 1日量50〜100mg， 1日1回*	ジャヌビア錠12.5mg　　ジャヌビア錠25mg ジャヌビア錠50mg　　ジャヌビア錠100mg グラクティブ錠12.5mg　　グラクティブ錠25mg グラクティブ錠50mg　　グラクティブ錠100mg
ビルダグリプチン 1日量100mg， 1日2回，朝夕 または1日量50mg 1日1回，朝	エクア錠50mg
リナグリプチン 1日量5mg， 1日1回*	トラゼンタ錠5mg

＊特に服用時間の指摘はありませんが，医師の指示にしたがってください

65

一般名	商品名	
アナグリプチン 1日量200〜400mg, 1日2回	スイニー錠100mg	
サキサグリプチン水和物 1日量2.5〜5mg, 1日1回*	オングリザ錠2.5mg	オングリザ錠5mg
オマリグリプチン 1週間に1回25mg	マリゼブ錠12.5mg	マリゼブ錠25mg
トレラグリプチンコハク酸塩 1週間に1回100mg	ザファテック錠50mg	ザファテック錠100mg
SGLT2阻害薬		
イプラグリフロジン L-プロリン 1日量50〜100mg, 1日1回, 朝	スーグラ錠25mg	スーグラ錠50mg
ダパグリフロジンプロピレ ングリコール水和物 1日量5〜10mg, 1日1回, 朝	フォシーガ錠5mg	フォシーガ錠10mg
ルセオグリフロジン水和物 1日量2.5〜5mg, 1日1回, 朝	ルセフィ錠2.5mg	ルセフィ錠5mg

IV 糖尿病の治療

一般名	商品名	
トホグリフロジン水和物 1日量20mg， 1日1回，朝	アプルウェイ錠20mg 	
	デベルザ錠20mg 	
カナグリフロジン水和物 1日量100mg， 1日1回，朝	カナグル錠100mg 	
エンパグリフロジン 1日量10〜25mg， 1日1回，朝	ジャディアンス錠10mg 	ジャディアンス錠25mg
配合剤		
アログリプチン安息香酸塩・ ピオグリタゾン塩酸塩 1日1回1錠， 朝食前または後	リオベル配合錠LD 	リオベル配合錠HD
ピオグリタゾン塩酸塩・ グリメピリド 1日1回1錠， 朝食前または後	ソニアス配合錠LD 	ソニアス配合錠HD
ピオグリタゾン塩酸塩・ メトホルミン塩酸塩 1日1回1錠，朝食後	メタクト配合錠LD 	メタクト配合錠HD

一般名	商品名	
ミチグリニドカルシウム水和物・ボグリボース 1日量3錠，1日3回，毎食直前	グルベス配合錠	
ビルダグリプチン・メトホルミン塩酸塩 1日量2錠，1日2回，朝夕	エクメット配合錠LD	エクメット配合錠HD
アログリプチン安息香酸塩・メトホルミン塩酸塩 1日1回1錠，食直前または直後	イニシンク配合錠	
テネリグリプチン臭化水素酸塩水和物・カナグリフロジン水和物 1日1回1錠，朝食前または後	カナリア配合錠	
シタグリプチンリン酸塩水和物・イプラグリフロジンL-プロリン 1日1回1錠，朝食前または後	スージャヌ配合錠	

(注：最新の情報は必要に応じて当該企業のホームページなどでご確認ください)

Ⅳ 糖尿病の治療

（2）インスリン療法

1）どんなときに，インスリンを使うのか

　インスリンは膵臓のβ細胞から分泌され，血糖を下げてくれるホルモンです。1型糖尿病の場合には絶対的にインスリン療法が必要ですし，2型糖尿病であっても食事療法，運動療法あるいは経口血糖降下薬の服用にもかかわらず血糖コントロールが不十分な場合には，インスリン療法が必要になります。インスリン療法は，次の表12に示すようにインスリン療法を必ず行わなければいけない場合（絶対的適応）と，インスリンで治療した方が望ましい場合（相対的適応）とがあります。

2）なぜ注射でなければならないか

　インスリンはたんぱく質です。したがって，注射ではなく経口薬のように内服すると胃や腸の中で分解されてしまい効果がなくなるからです。

表12　インスリン療法の適応

1）インスリン療法の絶対的適応
  1. 1型糖尿病患者
  2. 妊娠を希望する糖尿病患者，妊娠中の糖尿病患者，妊娠糖尿病で食事療法だけでは良好な血糖コントロールが得られない患者
  3. 急性代謝失調（糖尿病ケトアシドーシス，高血糖高浸透圧症候群）の患者
  4. 急性代謝失調を起こすおそれの高い患者
  5. 種々の合併症（肝疾患，活動性肺結核などの感染症，外傷，手術）を併発した2型糖尿病患者

2）インスリン療法の相対的適応
  1. 経口血糖降下薬では良好な血糖コントロールが得られない患者（SU薬の一次無効◆や二次無効◆など）
  2. 空腹時血糖値250mg/dL以上，随時血糖値350mg/dL以上の2型糖尿病患者
  3. ステロイド治療時に高血糖を認める患者

◆**一次無効**
　投与初期から無効である場合をいいます。

◆**二次無効**
　投与後しばらくは有効でも，投与を続けているうちに効果がなくなる場合をいいます。

3) インスリン製剤の種類

　以前は，ブタやウシなどの膵臓から取り出したインスリンを使用していましたが，近年は，ヒトと同じインスリン（ヒトインスリン）や，ヒトインスリンに修飾を加えたインスリン（インスリンアナログ）が使用されています。

　インスリン製剤の種類は,作用の発現時間と持続時間から分類しています（表13）。どの型のインスリン製剤をどのように使うかは,個々の患者さんの病状によって医師が決定します。

①超速効型インスリン製剤

　作用発現時間は注射後10～20分で，最大作用時間は30分～3時間です。外観は無色澄明です。

②速効型インスリン製剤

　作用発現時間は注射後約30分～1時間で，最大作用時間は1～3時間です。外観は無色澄明です。

③中間型インスリン製剤（NPH製剤）

　作用発現時間は注射後1～3時間で，最大作用時間は4～12時間です。外観は白色に濁っています。使用する前は必ず振って液を均一にしなければなりません。

④混合型インスリン製剤

　超速効型インスリン製剤や速効型インスリン製剤を中間型インスリンと混合したものです。作用発現時間は注射後10分～1時間で，最大作用時間は30分～12時間です。外観は白色に濁っています。使用する前は必ず振って液を均一にしなければなりません。

⑤持効型溶解インスリン製剤

　作用発現時間は注射後約1～2時間です。最大作用時間に関しては，他のインスリン製剤とは異なり明らかなピークを認めません。約24時間にわたって，ほぼ均一に作用が持続します。外観は無色澄明です。

⑥配合溶解インスリン製剤

　インスリンの基礎分泌，追加分泌を同時に補えるようにつくられた製剤です。作用発現時間，最大作用時間に関しては，超速効型インスリン製剤と時効型インスリン製剤のそれぞれの作用時間にみられます。外観は無色澄明であり，従来の混合型インスリン製剤と異なり注射前の混濁操作は不要です。

4) インスリン製剤の濃度

　インスリンを注射するときの量を「単位」といいます。これは，食事療法の単位とは違うので混同しないでください。

　インスリンはランタスXR注ソロスターを除き，1mLあたり100単位のインスリンが

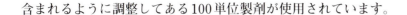

含まれるように調整してある100単位製剤が使用されています。

5）インスリン療法はどのように行うか

①1日何回するのか

1日の血糖値は，食事や行動によって変化しています。その変化する血糖値を適正にコントロールするには，インスリンを頻回に注射することが必要になります。特に，1型糖尿病のように膵臓から分泌されるインスリン量が期待できない場合は，頻回注射の「強化インスリン療法」がすすめられます。患者さんの年齢・合併症の有無や程度，理解力，生活パターンなどによっては，1日2回（朝・夕）の注射法（従来インスリン注射法）や，1日1回の注射と経口血糖降下薬の併用（BOT）も適応となります。

②いつ・どこに注射するのか

速効型インスリンは，食事の15〜30分前に注射をします。これは，インスリンの効果が30分くらい経ってから現れるためと，食事による血糖上昇を考慮しているからです。しかし，超速効型インスリンを使用する際には食直前に注射をします。場合によっては食直後に使用しても効果が期待できます。また，食事とは関係なく眠前など決められた時間に注射する場合もあります。

インスリンは皮下注射が基本です。皮下注射されたインスリンは皮下脂肪組織中の毛細血管から血中に入り，作用を発揮します。部位としては，超速効型・速効型インスリンの場合は，おなか（腹部）がもっとも適しています。なぜなら，吸収の速さは注射部位（腹部，上腕部，大腿部の順に速い）によって異なるからです。また，腹部なら注射箇所を毎回ずらすことにより，安定した吸収が得られるからです（図36，37）。

6）インスリン注入ポンプ治療

注入ポンプで皮下に持続的にインスリンをいれる方法（CSII）も1型糖尿病や糖尿病合併妊娠の患者さんで使用されています。持続血糖モニター（11ページ参照）と組み合わせることで血糖と関連してインスリン量を調節するシステムも開発されています（SAP療法）。これらを安全かつ有効に使用するためには，使用する患者さんの十分な理解とそれを支える医療チームの存在が重要となります。

もし，インスリン注射をした部位に発疹・はれ・かゆみなどが現れた場合や，不潔な注射により注射部位に感染症を起こし痛みや熱が出た場合は，すぐに主治医に連絡してください。

分類	商品名	1mL単位中	作用発現時間	最大作用発現時間
超速効型	アピドラ注ソロスター300単位/3mL	100	15分未満	30分〜1.5時間
	アピドラ注カート300単位/3mL		15分未満	30分〜1.5時間
	アピドラ注100単位/mL（10mL）		15分未満	30分〜1.5時間
	ノボラピッド注イノレット300単位/3mL		10〜20分	1〜3時間
	ノボラピッド注フレックスペン300単位/3mL		10〜20分	1〜3時間
	ノボラピッド注フレックスタッチ300単位/3mL		10〜20分	1〜3時間
	ノボラピッド注ペンフィル300単位/3mL		10〜20分	1〜3時間
	ノボラピッド注100単位/mL（10mL）		10〜20分	1〜3時間
	ヒューマログ注ミリオペン300単位/3mL		15分未満	30分〜1.5時間
	ヒューマログ注カート300単位/3mL		15分未満	30分〜1.5時間
	ヒューマログ注100単位/mL（10mL）		15分未満	30分〜1.5時間
速効型	ノボリンR注フレックスペン300単位/3mL	100	約30分	1〜3時間
	ノボリンR注100単位/mL（10mL）		約30分	1〜3時間
	ヒューマリンR注ミリオペン300単位/3mL		30分〜1時間	1〜3時間
	ヒューマリンR注カート300単位/3mL		30分〜1時間	1〜3時間
	ヒューマリンR注100単位/mL（10mL）		30分〜1時間	1〜3時間
配合溶解	ライゾデグ配合注フレックスタッチ300単位/3mL	100	10〜20分	1〜3時間
混合型	ノボラピッド30ミックス注フレックスペン300単位/3mL	100	10〜20分	1〜4時間
	ノボラピッド30ミックス注ペンフィル300単位/3mL		10〜20分	1〜4時間
	ノボラピッド50ミックス注フレックスペン300単位/3mL		10〜20分	1〜4時間
	ノボラピッド70ミックス注フレックスペン300単位/3mL		10〜20分	1〜4時間
	ヒューマログミックス25注ミリオペン300単位/3mL		15分未満	30分〜6時間
	ヒューマログミックス25注カート300単位/3mL		15分未満	30分〜6時間
	ヒューマログミックス50注ミリオペン300単位/3mL		15分未満	30分〜4時間
	ヒューマログミックス50注カート300単位/3mL		15分未満	30分〜4時間
	イノレット30R注300単位/3mL		約30分	2〜8時間
	ノボリン30R注フレックスペン300単位/3mL		約30分	2〜8時間
	ヒューマリン3/7注ミリオペン300単位/3mL		30分〜1時間	2〜12時間
	ヒューマリン3/7注カート300単位/3mL		30分〜1時間	2〜12時間
	ヒューマリン3/7注100単位/mL（10mL）		30分〜1時間	2〜12時間
中間型	ノボリンN注フレックスペン300単位/3mL	100	約1.5時間	4〜12時間
	ヒューマリンN注ミリオペン300単位/3mL		1〜3時間	8〜10時間
	ヒューマリンN注カート300単位/3mL		1〜3時間	8〜10時間
	ヒューマリンN注100単位/mL（10mL）		1〜3時間	8〜10時間
持効型	ランタス注ソロスター300単位/3mL	100	1〜2時間	明らかなピークなし
	ランタスXR注ソロスター450単位/1.5mL		1〜2時間	明らかなピークなし
	インスリングラルギンBS注ミリオペン「リリー」300単位/3mL		1〜2時間	明らかなピークなし
	インスリングラルギンBS注キット「FFP」		1〜2時間	明らかなピークなし
	ランタス注カート300単位/3mL		1〜2時間	明らかなピークなし
	ランタス注100単位/mL（10mL）		1〜2時間	明らかなピークなし
	レベミル注イノレット300単位/3mL		約1時間	3〜14時間
	レベミル注フレックスペン300単位/3mL		約1時間	3〜14時間
	レベミル注ペンフィル300単位/3mL		約1時間	3〜14時間
	トレシーバ注フレックスタッチ300単位/3mL		該当なし**	明らかなピークなし

はインスリンアナログ製剤（ヒトインスリンの構造を遺伝子組換えにより人工的に変更したもの）。
その他はヒトインスリン製剤。

Ⅳ 糖尿病の治療

持続時間	剤形	外観
3～5時間	プレフィルド	
3～5時間	カートリッジ	
3～5時間	バイアル	
3～5時間	プレフィルド	
3～5時間	プレフィルド	
3～5時間	プレフィルド	
3～5時間	カートリッジ	
3～5時間	バイアル	
3～5時間	プレフィルド	
3～5時間	カートリッジ	
3～5時間	バイアル	無色澄明
約8時間	プレフィルド	
約8時間	バイアル	
5～7時間	プレフィルド	
5～7時間	カートリッジ	
5～7時間	バイアル	
42時間超*	プレフィルド	
約24時間	プレフィルド	
約24時間	カートリッジ	
約24時間	プレフィルド	
約24時間	プレフィルド	
18～24時間	プレフィルド	
18～24時間	カートリッジ	
18～24時間	プレフィルド	
18～24時間	カートリッジ	
約24時間	プレフィルド	
約24時間	プレフィルド	白濁
18～24時間	プレフィルド	
18～24時間	カートリッジ	
18～24時間	バイアル	
約24時間	プレフィルド	
18～24時間	プレフィルド	
18～24時間	カートリッジ	
18～24時間	バイアル	
約24時間	プレフィルド	
約24時間	プレフィルド	
約24時間	プレフィルド	
約24時間	プレフィルド	
約24時間	カートリッジ	
約24時間	バイアル	無色澄明
約24時間	プレフィルド	
約24時間	プレフィルド	
約24時間	カートリッジ	
42時間超*	プレフィルド	

*反復投与時の持続時間
**定常状態において作用が持続する

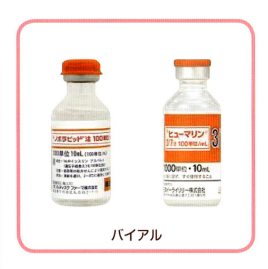

バイアル

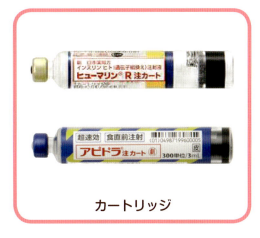

カートリッジ

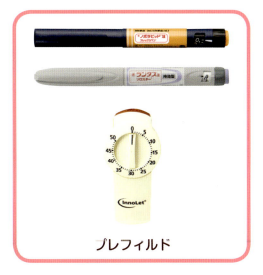

プレフィルド

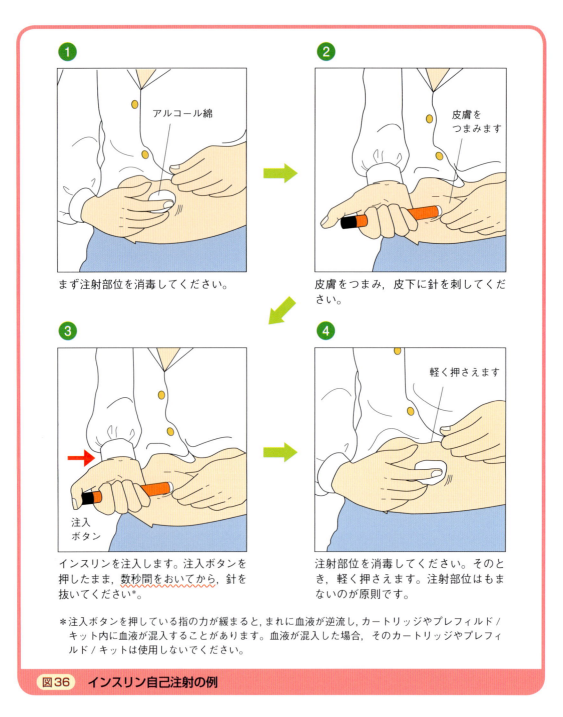

図36 インスリン自己注射の例

Ⅳ 糖尿病の治療

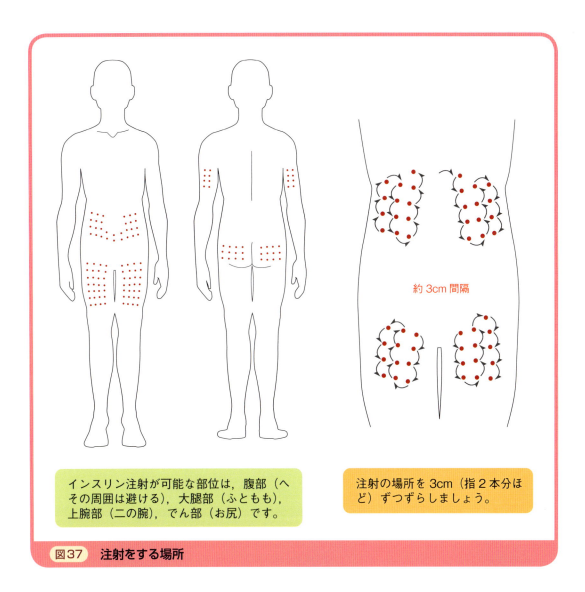

図37 注射をする場所

（3）インスリン以外の注射薬

1）GLP-1受容体作動薬（インクレチン関連薬）（表14）
①作用機序
　インクレチンの一つであるGLP-1と同じ作用を持つ薬で，インスリンの分泌をうながして食後の血糖値をコントロールします。食欲を抑えたり，満腹感を高めたりする作用もあります。
②副作用
　投与開始時には，吐き気などの胃の不快感を感じることがあります。このような症状

表14	GLP-1受容体作動薬	
成分名	商品名	用法
リラグルチド	ビクトーザ皮下注18mg	1回0.9mg，1日1回朝または夕に皮下注射（0.3mgから開始し，1週間以上の間隔で0.3mgずつ増量。1日0.9mgを超えない）
リキシセナチド	リキスミア皮下注300μg	1回20μg，1日1回朝食前に皮下注射（10μgから開始し，1週間以上の間隔で5μgずつ増量。1日20μgを超えない）
エキセナチド	バイエッタ皮下注5μgペン300	1回5μgを1日2回朝夕食前60分以内に皮下注射（状態に応じて1回10μgへ増量可）
	バイエッタ皮下注10μgペン300	
	ビデュリオン皮下注用2mg	1回2mgを週に1回皮下注射
	ビデュリオン皮下注用2mgペン	
デュラグルチド	トルリシティ皮下注0.75mgアテオス	1回0.75mgを週に1回皮下注射
セマグルチド*	オゼンピック皮下注2mg	1回0.5mgを週に1回皮下注射（0.25mgから開始し，4週間投与した後，0.5mgに増量。状態に応じて週1回1.0mgまで増量可）

＊2018年6月末時点では薬価未収載

が現れても，投与を継続していくうちに軽減されることがあります。吐き気を感じても自己判断で投与をやめたりせず，必ず主治医に相談してください。また，インスリン製剤からGLP-1受容体作動薬へ変更があった場合，まれに高血糖や糖尿病ケトアシドーシスの症状が出ることがあります。口渇，多飲，多尿，悪心，腹痛，意識障害，頻脈，過呼吸などの症状が出たら，ただちに主治医へ相談してください。

③注意事項

GLP-1受容体作動薬はインスリン製剤の代わりにはなりません。また，急性膵炎となることがあるので，持続的な激しい腹痛や嘔吐などの症状が出たら，すみやかに主治医の診療を受けてください。

6 糖尿病治療の新しい流れ

（1）糖尿病の入院治療

高血糖性昏睡やひどい低血糖があれば，ほとんどの場合緊急の入院が必要になります。このような急性合併症を放っておくと生命の危機にかかわってきます。

IV 糖尿病の治療

この他，健康診断ではじめて高血糖を指摘され教育を希望したり，外来で血糖コントロールをしばらく続けてもなかなかよいコントロールができなかったり，経口血糖降下薬からインスリン治療に切り替えたりする場合などには入院が必要になります。

入院することで糖尿病の教育，検査および治療を集中して行うことができます。また合併症の状態を詳しく調べることができます。

（2）クリティカルパス

入院するとき，入院期間や検査・治療方法，入院治療の目標が前もってわかっていると非常に便利で安心です。

糖尿病のクリティカルパスとは，検査や治療をどのような流れで行うのかを日程表にまとめ，ひと目で簡単にわかるようにしたものです。

糖尿病の治療はチーム医療であるため医師，看護師，栄養士，薬剤師，臨床検査技師，理学療法士など多くの職種がかかわってきます。クリティカルパスを用いることで各職種の受け持ちがはっきりし，教育や検査の予定，治療の評価を行いながら計画的に糖尿病の治療に取り組むことができるのです。

（3）糖尿病連携

糖尿病の治療は入院中だけで終わるものではありません。ほぼ一生にわたって気長に根気よく治療を続けていかないといけません。退院後もきちんと治療を行わないと次第に血糖コントロールが悪くなっていきます。

糖尿病の治療を長期にわたって継続していくためには，地域の医療機関との連携が欠かせません。

そこで，日本糖尿病協会から糖尿病地域連携診療を基本概念とした新しい糖尿病手帳（糖尿病連携手帳）が発行されています（図38）。この手帳を用いることで中核病院とかかりつけ医のみならず，眼科，歯科，薬局，行政，介護が情報を共有し，患者さんを中心に連携して治療が行えます。さらに，連携のスケジュールや自己管理チェック表をこれに追加することで糖尿病地域連携パスとして活用しているところもあります。これにより半年に1回ほど中核病院を受診しながら，普段はかかりつけ医のもとで標準的な治療を受け，よい血糖コントロールを続けることが可能になります。

（4）糖尿病療養専門スタッフ

医療機関には，糖尿病療養指導の専門的な資格を持ったスタッフ(糖尿病認定看護師，糖尿病療養指導士，地域糖尿病療養指導士)が増えてきています。これらのスタッフは，糖尿病の治療を継続するうえで大きな味方になってくれますので，主治医に相談してみましょう。

〈日本糖尿病協会発行の糖尿病連携手帳〉

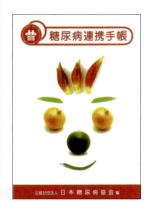
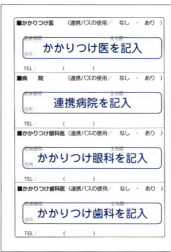
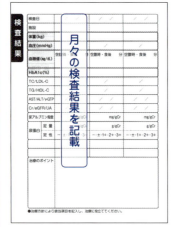

図38　糖尿病連携手帳

Ⅳ　糖尿病の治療

（5）合併症予防の専門外来

　合併症の発症や進行を防ぐための専門外来を設定している医療機関も増えています。フットケア外来といわれる医師と足の処置の技術を習得した専任の看護師による外来や，医師，看護師，管理栄養士が共同して透析予防に関する指導を行う外来などがあります。

V 糖尿病と他の疾患

1 糖尿病と高血圧

糖尿病には高血圧を合併する頻度が高いことがわかっています。原因はまだ完全には解明されていませんが，糖尿病を発症させる原因の一つであるインスリン抵抗性が，高血圧発症にも関与しているのではないかと考えられています。

糖尿病はそれ自体で動脈硬化を起こしますが，高血圧があるとますます動脈硬化を悪化させます。このため，高血圧がある場合には治療を行わなければ心筋梗塞や脳梗塞などにかかりやすく，糖尿病腎症を悪化させる原因になります。

（1）治療を開始する血圧値

病院（診察室）で測定した血圧が140（収縮期血圧）／90（拡張期血圧）mmHg以上，あるいは家庭での血圧が135／85mmHg以上あれば高血圧と診断されます。高血圧と診断されれば，生活習慣の改善と降圧薬による治療が必要となります。診察室血圧が130～139／80～89mmHgの場合は，生活習慣の改善を3カ月行っても血圧が目標値まで低下しなければ降圧薬による治療が必要です。

（2）高血圧を改善するための生活習慣

具体的には食事療法，運動療法，禁酒，禁煙です。これらの生活習慣の改善は糖尿病の治療におけるものと一緒であり，血糖値の低下とともに血圧も低下してきます。特に肥満のある場合は減量により血圧は低下しやすくなります。

食事療法では減塩が重要となります。1日あたり食塩は6g未満が推奨されています。2016年の国民健康・栄養調査結果によると，成人は1日あたり平均9.9gの食塩を摂取していますので，約2/3に減らす必要があります（図39）。食品に含まれているナトリウム（Na）量の表示から，以下の式により換算すると食塩量がわかります。

$$食塩量（g）＝ナトリウム（Na）量（mg）×2.54÷1000$$

また，野菜や果物に含まれているカリウムを摂取することでも血圧が低下しますが，腎臓が悪い場合や，ある種の降圧薬を飲んでいる場合は，食べすぎると，高カリウム血

Ⅴ 糖尿病と他の疾患

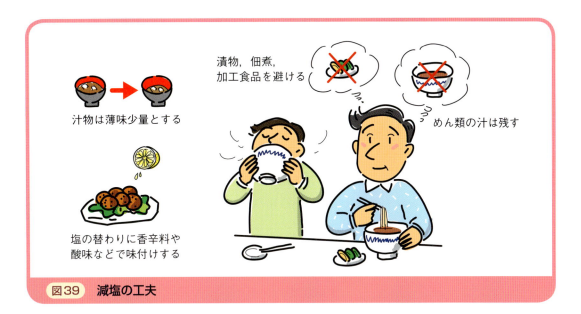

図39 減塩の工夫

症という危険な状態になることがあるので注意が必要です。

（3）目標血圧値

　糖尿病における血圧の目標値は，診察室での血圧で130／80mmHg未満，家庭での血圧で125／75mmHg未満です。

　生活習慣の修正だけでは目標血圧が得られない場合には降圧薬が使用されます。降圧薬にはいろいろな種類があり，心血管疾患の有無，脳血管疾患の有無，その他の合併症の有無，年齢などに応じて薬が処方されます。第一選択薬（ACE阻害薬かARB◆）で十分に血圧が下がらなければ，2種類や3種類など複数の薬が必要になる場合もあります（図40）。

◆ACE阻害薬
アンジオテンシンを活性型に変えるACE（Angiotensin converting enzyme）の働きを阻害し，アンジオテンシンの活性化を抑制します。活性化されたアンジオテンシン（アンジオテンシンⅡ）は血管を収縮させ，血圧を上昇させる働きがあります。

◆ARB
ARB（Angiotensin receptor blocker）は，アンジオテンシンⅡの働きを抑制して血圧を下げる作用があります。

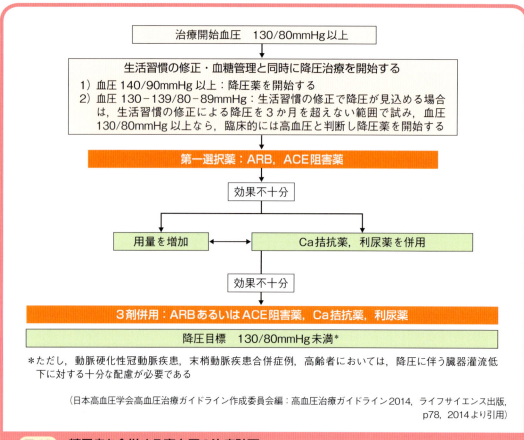

図40 糖尿病を合併する高血圧の治療計画

（4）家庭での血圧測定のすすめ

　最近では，自宅で簡単に血圧が測定できる家庭用血圧計が多数販売されています。この家庭用血圧計を用いて自宅での血圧を測定すると，降圧薬による過剰な降圧や不十分な降圧を知ることができます。また，病院での血圧は高く自宅での血圧は低い状態（白衣高血圧），病院での血圧は低く自宅での血圧は高い状態（仮面高血圧），起床後早朝の血圧が高い状態（早朝高血圧），夜間睡眠中の血圧（夜間血圧）を判断することができ，高血圧治療をより正確に行うことができます。

　家庭用血圧計は，病院で用いる血圧計と同じように上腕で測定するものが適しています。朝の測定は起床後1時間以内，排尿後，座位1～2分の安静後，服薬前，朝食前に測定してください。夜の測定は就寝前，座位1～2分の安静後に測定してください。一般に自宅での血圧は病院での測定よりも低値となるため，125／75mmHg未満が目標です。

Ⅴ 糖尿病と他の疾患

2 糖尿病と脂質異常症

　糖尿病にはコレステロールや中性脂肪（トリグリセライド）などの脂質の異常が合併しやすいことがわかっています。体の中では、脂質はリポたんぱくと呼ばれるたんぱく質と結合した形で血中に存在しています。血中のリポたんぱくは、比重の違いによって「低比重リポたんぱく（LDL）」、「高比重リポたんぱく（HDL）」などに分類されます。LDLは血管などの組織にコレステロールを運搬する作用があり悪玉と呼ばれ、逆にHDLは血管などからコレステロールを取り出して肝臓へ戻す作用があり善玉と呼ばれています（図41）。糖尿病で特に多いものとしては、高中性脂肪血症、低HDLコレステロール血症、高LDLコレステロール血症があります。このような脂質の異常（脂質異常症）は、高血圧と同様に糖尿病における動脈硬化（心筋梗塞、脳梗塞、閉塞性動脈硬化症）を起こしやすくしますので、治療が必要です。

（1）脂質異常症の診断

　脂質異常症の診断は空腹時に採血した検査結果で判断されます。中性脂肪が150mg/dL以上であれば高中性脂肪血症、HDLコレステロールが40mg/dL未満であれば低HDLコレステロール血症、LDLコレステロールが140mg/dL以上であれば高LDLコレステロール血症、non-HDLコレステロール（総コレステロール値－HDLコレステロール値）が170mg/dL以上であれば高non-HDLコレステロール血症と診断されます（表15）。

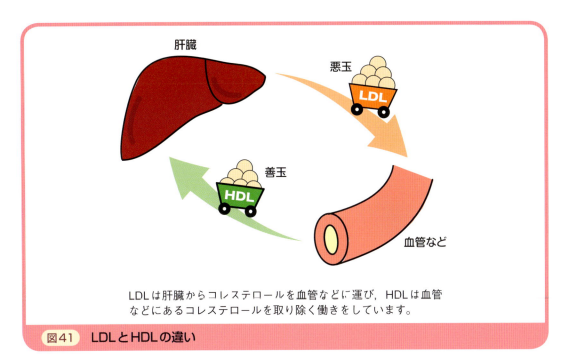

LDLは肝臓からコレステロールを血管などに運び、HDLは血管などにあるコレステロールを取り除く働きをしています。

図41　LDLとHDLの違い

表15	脂質異常症診断基準（空腹時採血）*		
LDLコレステロール	140mg/dL以上		高LDLコレステロール血症
	120～139mg/dL		境界域高LDLコレステロール血症**
HDLコレステロール	40mg/dL未満		低HDLコレステロール血症
トリグリセライド	150mg/dL以上		高トリグリセライド血症
Non-HDLコレステロール	170mg/dL以上		高non-HDLコレステロール血症
	150～169mg/dL		境界域高non-HDLコレステロール血症**

*　10時間以上の絶食を「空腹時」とする。ただし水やお茶などカロリーのない水分の摂取は可とする。

**　スクリーニングで境界域高LDL-C血症，境界域高non-HDL-C血症を示した場合は，高リスク病態がないか検討し，治療の必要性を考慮する。

- LDL-CはFriedewald式（TC－HDL-C－TG/5）または直接法で求める。
- TGが400mg/dL以上や食後採血の場合はnon-HDL-C（TC－［HDL-C]）かLDL-C直接法を使用する。ただしスクリーニング時に高TG血症を伴わない場合はLDL-Cとの差が＋30mg/dLより小さくなる可能性を念頭においてリスクを評価する。

（日本動脈硬化学会（編）：動脈硬化性疾患予防ガイドライン2017年版. 日本動脈硬化学会, 2017）

総コレステロール値は悪玉のLDLコレステロールなどの動脈硬化を起こすコレステロールだけでなく，善玉のHDLコレステロールも含む値であるため，最近は総コレステロール値のみによる診断は行わなくなっています。

（2）脂質異常症を改善するための生活習慣

1）禁煙

　禁煙の効果はすみやかに現れ，禁煙期間が長くなればなるほど，効果は増強します。しかし，喫煙本数を減らすことや低ニコチン低タールたばこに替えることでは効果は期待できません。なかなか禁煙できない場合は，禁煙外来を受診しましょう。

2）食生活の是正

　糖尿病の血糖コントロールのための指示エネルギーを守りましょう。それに加えて，高LDLコレステロール血症の場合はコレステロール摂取を1日に200mg以下にします。コレステロールの含有量の多い食品としては，卵黄，魚卵，レバー，いかなどがあります。鶏卵は1個で約230mgのコレステロールを含んでいますから，週に2～3個程度にしましょう。その他，飽和脂肪酸を控え，食物繊維の多い野菜などの摂取を心がけましょう。高中性脂肪血症の場合は，禁酒と果物を含めた糖分の制限が必要です。

3）身体活動の増加

　運動は速歩やスロージョギングなどの有酸素運動を1日30分以上で週3回以上（できれば毎日）行うことを目標とします。運動強度は中等度（通常速度のウォーキング相当）以上がよいでしょう。しかし，運動療法は事前に合併症の検査を行い，運動によって狭心症の誘発がないこと，悪化した網膜症，腎症，神経障害がないことを確認したうえで行います。主治医と相談して行うことが重要です。

4）適正体重の維持と内臓脂肪の減少

　肥満を改善して標準体重に近づけることは脂質異常症のみならず，糖尿病や高血圧の改善のためにも重要です。ウエスト周囲径や体重の5％を当面の減量目標として，定期的に確認するのがよいでしょう。

（3）脂質コントロールの目標

　空腹時の採血結果で，中性脂肪は150mg/dL未満，HDLコレステロールは40mg/dL以上，LDLコレステロールは今までに心筋梗塞や狭心症などの心臓疾患の既往がない人は120mg/dL未満，既往がある人は100mg/dL未満を目標値とします。心疾患の既往のない人は，生活習慣の改善を2〜6カ月行っても目標値に到達しない場合に薬による治療を開始します。心疾患の既往のある人は，生活習慣の改善とともに薬による治療を開始します。

（4）脂質異常症に使用する薬剤

　主に高LDLコレステロール血症の治療として用いられる代表的な薬剤として，スタチン系薬剤があります。この薬剤はLDLコレステロール低下作用に優れ，糖尿病において心筋梗塞などの合併症発症を低下させることが証明されています。副作用としては肝障害，CK（CPK）上昇や筋脱力などがあり，ごくまれに腎臓の機能が低下している場合や高齢者で横紋筋融解症◆が起こることがあります。筋肉痛や褐色尿が出現したら，ただちに服用を中止して主治医に連絡しましょう。

　主に高中性脂肪血症の治療に用いられる代表的な薬剤として，フィブラート系薬剤があります。この薬剤は中性脂肪を低下させるとともに，HDLコレステロールを上昇させます。副作用としては，ごくまれに横紋筋融解症が起こることがあります。

　その他，小腸でのコレステロール吸収を直接阻害してコレステロールを低下させるエゼチミブもあります。

> **用語解説**
> ◆ 横紋筋融解症
> 筋肉が障害されて融解し，筋肉の成分が血液中にとけ出してくる病気です。放っておくと腎不全を起こします。

3 メタボリックシンドローム

メタボリックシンドロームのメタボリックとは英語で新陳代謝の"代謝"，シンドロームは"症候群"の意味であり，心筋梗塞などの心臓病を容易に引き起こす状態のことです。

肥満に伴ってお腹の腸管の間に脂肪が蓄積してくると，この内臓脂肪から悪い物質が分泌されるとともに，よい物質の分泌が低下して，脂質異常，高血圧，高血糖の3つの病気を引き起こします。病気がない男性が心臓病で死亡する確率を1とすると，肥満を含めた4つの病気のうち何か1～2つ持っている場合では3.5倍，3～4つ持っている場合ではなんと8.0倍にもなります（図42）。すなわち，メタボリックシンドロームということになれば，"あなたは心筋梗塞や脳梗塞の予備群ですよ"といわれたことと同じです。

このメタボリックシンドロームの診断は，まず内臓脂肪の蓄積があり（ウエスト周囲径が男性で85cm以上，女性で90cm以上），それに加えて2つ以上の代謝異常が存在する（①高中性脂肪血症（150mg/dL以上），低HDLコレステロール血症（40mg/dL未満），②高血圧（収縮期血圧130mmHg以上，拡張期血圧85mmHg以上），③高血糖（空腹時血糖110mg/dL以上））ことで診断されます（表16）。

心筋梗塞や脳梗塞は命をもおびやかす恐ろしい病気であり，「寝たきり」の状態の原因になります。しかし，メタボリックシンドロームはあくまで予備群ですから，この状態から脱却して，健康群にならなければいけません。

メタボリックシンドロームの原因となっている内臓脂肪は，食べすぎや運動不足などの不健康な生活習慣を改善することで減らせます。内臓脂肪をためない生活習慣（1に運動，2に食事，しっかり禁煙）を心がけましょう。また，高LDLコレステロール血症，糖尿病はメタボリックシンドロームと同様に，心筋梗塞や脳梗塞の予備群ですからしっかり治療しましょう。メタボリックシンドロームの危険因子の一つ一つは大きなリスクではありませんが，重なってくると大きなリスクとなります（図42）。

Ⅴ 糖尿病と他の疾患

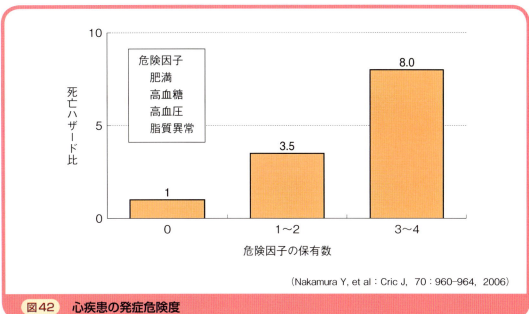

（Nakamura Y, et al：Cric J，70：960-964, 2006）

図42 心疾患の発症危険度

表16 メタボリックシンドロームの診断基準

必須項目に加え追加項目のうち2つ以上を満たすとメタボリックシンドロームと診断されます。

必須項目	
ウエスト周囲径	男性≧85cm，女性≧90cm
追加項目	
脂質異常	中性脂肪≧150mg/dL かつ（または）HDLコレステロール＜40mg/dL
高血圧	収縮期血圧≧130mmHg かつ（または）拡張期血圧≧85mmHg
高血糖	空腹時血糖≧110mg/dL

VI

糖尿病と妊娠

1 妊娠中の糖代謝異常

妊娠中の糖代謝異常には，糖尿病合併妊娠と妊娠中の明らかな糖尿病，妊娠糖尿病の3つがあります。

「糖尿病合併妊娠」は，もともと妊娠前から糖尿病がある人が妊娠した状態を指します。「妊娠中の明らかな糖尿病」には，妊娠前に見逃されていた糖尿病，妊娠中の糖代謝変化の影響を受けたもの，妊娠中に発症した1型糖尿病が含まれます。これらに対し「妊娠糖尿病」は，妊娠前には糖尿病はなく，妊娠中にはじめて発見または発症した糖尿病に至っていない糖代謝異常です。妊娠中，血糖値を上げる作用のあるホルモンが体内でたくさん分泌されるなどの影響で，妊娠前に比べて血糖値が上昇するというのが妊娠糖尿病の原因です。

妊娠中にはじめて糖尿病と診断された人でも，妊娠前に糖尿病があることに気づいていなかった場合もありますが，妊娠の初期にHbA1cが高い場合はもともと糖尿病があった可能性が高いと考えられます。

血糖管理が悪い場合に起こってくる合併症を表17に示します。

表17　血糖管理が悪い場合の母児にみられる合併症	
母体側	胎児側
飢餓性ケトーシス 糖尿病ケトアシドーシス 増殖前・増殖網膜症悪化 腎症悪化 尿路感染症 妊娠中毒症 羊水過多症 早産 子宮内胎児死亡	奇形 巨大児 低血糖 呼吸障害 多血症 高ビリルビン血症 低カルシウム血症

VI 糖尿病と妊娠

2 妊娠糖尿病（GDM）の診断

　初診時および妊娠中期（24〜28週）に随時血糖検査を行い，100mg/dL以上の陽性者に対して75g経口ブドウ糖負荷試験を行います。空腹時血糖値≧92mg/dL，1時間値≧180mg/dL，2時間値≧153mg/dLの1点以上を満たした場合に，妊娠糖尿病と診断します。

　妊娠糖尿病になりやすい人の特徴としては，肥満，2型糖尿病の家族歴，妊娠糖尿病の既往，巨大児分娩の既往，高齢出産，多胎妊娠，多嚢胞性卵巣症候群などがあります。

3 妊娠中の血糖コントロールの目的

　糖尿病の患者さんは計画的に妊娠することが重要です。なぜなら，血糖コントロールが悪い状態で妊娠すると，患者さん自身にも赤ちゃんにもさまざまな合併症が起こる可能性が高くなるからです。

4 糖尿病合併妊娠の人の妊娠許可条件

　妊娠の許可条件として，まず血糖コントロールはHbA1c7.0％未満が許容範囲ですが，6.2％未満が望ましいとされています。

　また，糖尿病合併症の網膜症・腎症の状態も重要です。網膜症については，増殖前網膜症や増殖網膜症の人は，病変が不安定な状態で妊娠すると失明の危険性もありますので，眼科の主治医と相談して光凝固療法などで病変が安定してから妊娠を計画する必要があります。網膜症がない人や単純網膜症の人は，妊娠は問題ありませんが，妊娠中に網膜症が進行していないか検査を受ける必要があります。腎症については，重篤な腎症があると，妊娠によりさらに腎機能が悪化したり，子宮内での赤ちゃんの発育が悪くなったりするので，腎症1期または2期が妊娠の許可条件とされています。

5 妊娠中の治療・注意点

（1）血糖コントロールの目標

　妊娠中は正常の人と同じぐらいの血糖コントロールを目指します。食前血糖値70〜100mg/dL以下，食後2時間血糖値120mg/dL未満，HbA1c6.2％未満が目標です。ただしHbA1cは過去1〜2カ月の血糖コントロール状態を表し，貧血により値が変化するの

で, より短期 (2〜3週間) の血糖コントロールの指標で貧血の影響を受けないグリコアルブミン (GA) が望ましいといえます。GAの目標値は15.8%未満です。治療は血糖値をみながら行うことになりますので, 血糖自己測定の結果が非常に参考になります。

(2) 食事療法

妊娠中の食事療法は, 妊娠初期 (16週未満) は標準体重×30kcal＋50kcal, 妊娠中期 (16〜28週未満) は標準体重×30kcal＋350kcal, 妊娠後期 (28週以降) は標準体重×30kcal＋450kcalとするのが基本ですが, 母体の体重推移, 胎児の発育状況, 血糖コントロールなどを参考に調整します。血糖コントロールが3食摂取ではうまくいかないときは, 食事の1回量を抑え回数を増やす分割食にすることもあります。肥満の場合には標準的な推奨カロリーより少なく設定します。妊娠中に体重を減らす必要はありませんが, 体重が増加しすぎないように気をつける必要があります。妊娠中の体重増加は6〜8kgが望ましいとされています。出産後は母乳100mLで約80kcalのエネルギーが消費されるため, 授乳期にも＋350kcalが必要です。

(3) 薬物療法

食事療法で十分な血糖コントロールが得られないときには, インスリン療法を行います。経口血糖降下薬は赤ちゃんに影響がありますので, 妊娠中は使用できません。妊娠前から経口血糖降下薬で治療中の人は, 妊娠を計画する段階からインスリン療法に切り替えておくようにします。

血糖値を上げる作用のあるホルモンが体内でたくさん分泌されるなどの影響で, 妊娠週数が進むにつれて血糖値は上昇し, 使用するインスリン注射の量も増やさなければならないことがほとんどです。インスリン療法で厳格に血糖コントロールを行うと, どうしても食事と食事の間に低血糖が起こることがあります。いつも決まったタイミングで低血糖が起こるなら, あらかじめその時間に1単位 (80kcal) 程度の軽食を食べるとうまくいくことがあります。1日全体の摂取カロリーが増加するのは望ましくないので, 1回あたりの食事のカロリーをその分減らすようにしてください。例えば, 午前中に決まって低血糖となるなら, 1単位 (80kcal) 分の小さいおにぎりやパン, 牛乳, 果物などをその時間帯に食べる代わりに食事を減らすということです。

6 出産後の注意点

出産後にはインスリン使用量がかなり減量できたり, インスリン療法が不要になったりしますが, たとえインスリン療法不要となっても糖尿病が治ったとは限りません。妊娠糖尿病の患者さんに出産1カ月後に糖負荷試験を行ってみると, 正常型となった人は

6割で，4割の人は境界型か糖尿病型だったというデータもあります。特に表18に示す危険因子を持つ人では糖尿病になりやすい傾向があります。

　つまり，妊娠糖尿病だったということは2型糖尿病になりやすい素質を持っているといえます。ですから，産後6〜12週間後に75g経口ブドウ糖負荷試験を受け，その後も正常型では1年に1回，境界型では3〜6カ月ごとに検査を受けましょう。授乳は母乳によるエネルギー消費のために，母親の体重や血糖値が低下するメリットがあります。体重が標準体重以上に増加しないように十分注意し，妊娠中に増えた体重は6カ月以内に戻すように努力しましょう。

表18　妊娠糖尿病から糖尿病への危険因子

1) 妊娠前から肥満がある
2) 血縁者に糖尿病の患者さんがいる
3) 妊娠中の体重増加が大きい
4) 以前に出産したときに赤ちゃんが巨大児だった
5) 年齢が35歳以上

VII 日常生活の注意点

　規則正しい生活とくつろぎが大切です。十分に睡眠をとり，ストレス・過労を防ぎましょう。

1 病気になったときの注意点（シックデイ対策）

　発熱や全身倦怠感で食欲不振になったり，吐き気，嘔吐，下痢などの消化器症状のため食事がいつもどおりにとれない場合が相当します。

①水分を十分にとり，塩分は薄味で摂取します。脱水予防のため，1日1,000mL以上の水分を摂取してください。

②食べられるものを食べやすい形（おかゆ，めん類，果物など）で摂取します。スポーツドリンク，みそ汁などが糖質や電解質の補給によいでしょう。

③食べられないときは主治医の指示を受けましょう。

　体の調子が悪いときは，インスリンの効きが悪くなるので，単に食事がとれなかったという理由でインスリン注射を絶対に中止してはいけません。注射や内服薬の量は医師に相談しましょう（図43）。

2 清潔を心がけましょう

①うがいの励行

　風邪の予防にはうがいが一番です。

②虫歯予防，歯槽膿漏予防

　歯が痛くて食事がとれないとコントロールが乱れる可能性があります。食後にきちんと歯を磨きましょう。入れ歯もしっかり洗いましょう。定期的検査も大切です。

③ケガ，ヤケド

　化膿すれば血糖コントロールが悪化し治療にも時間がかかります。

④深爪をしない

　深爪をすると化膿することがあります。

Ⅶ 日常生活の注意点

①安静と保温に努め，早めに医療機関に連絡する。
②できるだけ摂取しやすい形（おかゆ，めん類，果実など）でエネルギー，糖質を補給する。
③水分は少なくとも1日1,000mL以上とる。
④尿糖，尿ケトン体，血糖自己測定を行う。
⑤食事ができないからとインスリンや経口血糖降下薬を極端に減らしたり，中止したりせず，受診をしましょう。

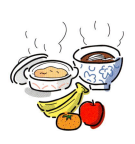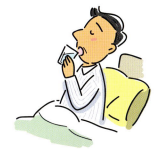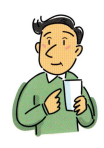

図43 シックデイ対策

⑤陰部の清潔を心がける
⑥水虫（白癬症）を治す
　手と同じく足も毎日よく洗いましょう（指間も忘れずに）。通気性のよい，足に合った靴を選び，靴下はウールか木綿で清潔に保ちます。
⑦傷・ウオノメ・タコに注意
　ウオノメやタコは自分でけずらず，早めに主治医にみせて処置しましょう。

3 入浴，シャワー時の注意点

　神経障害があると，足は熱さを感じないことがあります。ヤケドを防ぐため湯ぶねに入る前やシャワーを浴びる前には必ず手などで湯加減を確かめてください（図44）。

4 スポーツ時の注意点（1型糖尿病を中心に）

　スポーツの種類や程度，合併症の程度，治療の内容によって対応が変わります。いずれの場合も主治医によく相談しておくことが大切です。
①食事
　a）運動する1～3時間前に食事をするのが理想です。
　b）もし，運動が激しい場合や長時間にわたる場合は，30分～1時間ごとに補食（ビ

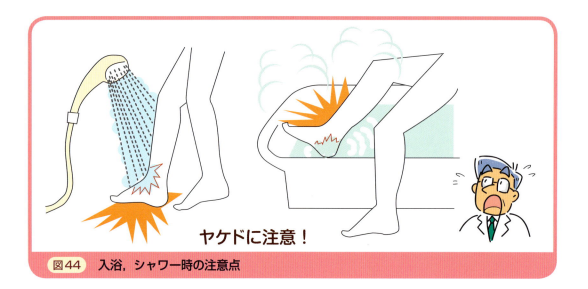

図44 入浴，シャワー時の注意点

　　スケット，おにぎり）します。

　c）運動の強度や持続時間にあわせて，食事の摂取量を増やすこともあります。

②インスリン

　a）インスリン注射は運動開始1時間以上前に行い，かつ食事をするのが理想です。

　b）運動前はインスリン注射量を減量する場合もあります。

　c）インスリン注射の時間や注射部位を変更した方がよい場合もあります。

③血糖自己測定（SMBG）

　a）運動前・中・後に測定します。

　b）血糖値が250mg/dL以上，尿のケトン体が陽性なら運動を中止します。

　c）運動の種類に応じた血糖の反応を習得してください。

5 糖尿病足病変への注意点

　足はいつも靴や靴下をはいているので湿気があり，菌が好む環境で，病気を起こしやすいところです。糖尿病足病変には，爪の変形，タコ，ヤケドから爪や皮膚の白癬，爪周囲の炎症，足の指や足の変形，皮膚潰瘍や壊疽まで含まれます。潰瘍から壊疽に進行すれば，長期入院となる，歩けなくなる，切断となるなど，QOL（生活の質）が著しく低下します。

　足病変は，合併症である神経障害や血管障害のため再発が多く，何度も治療が必要となることが多いという特徴があります（表19）。

VII 日常生活の注意点

> **表19　糖尿病足病変を起こしやすい人**
>
> 1) 以前，足に病気を起こしたことがある人
> 2) 人工透析（腎不全）を受けている人
> 3) 足に閉塞性動脈硬化症がある人
> 4) 足に神経障害（しびれ，痛み，知覚低下など）がある人
> 5) 足病変自体を知らない人
> 6) 視力障害が進んで足をみたり，爪を切ったりできない人
> 7) 一人暮らしの高齢者の人や足の衛生が不十分な人

（1）原因および症状

　血糖コントロールが悪い状態が続くと，末梢神経が侵され，神経の働きが低下します。症状は，足がジンジンする（足先のしびれ），違和感，冷える，痛む，ほてり，ひびわれなどです。放置していると，正座した後のようなしびれが続き，さらに進行すると感覚が麻痺し，痛みを感じなくなります。痛みを感じなくなると，タコやウオノメ，水疱や小潰瘍ができやすくなります。また，暖房器具やお風呂の熱さがわからずにヤケドしやすくなります。

（2）予　防

　毎日足をよくみて，清潔に保ち，糖尿病足病変を起こさないようにしましょう（表20）。

（3）治　療

　糖尿病足病変を起こさないようにすることが大切です。足に小さな傷をみつけたときにはすぐに石鹸で洗い清潔な柔らかいタオルで拭き，感染しないように保護しましょう。傷の赤み，腫れ，熱感，痛み，傷からの分泌物などをみつけた場合は早めに医師に相談しましょう。

6　その他

①タバコ

　心臓病，動脈硬化，脳卒中，肺がんなどの生命にかかわる病気になる危険性が増しますので，原則として禁煙です。

	表20　足病変の予防
1)	禁煙しましょう（喫煙は動脈硬化を促進，末梢の血流を悪くし，神経の働きも鈍化させます）。
2)	足と，足の指を毎日よくみましょう（指の間も）。
3)	足の指の間も清潔に洗い（ぬるま湯で石鹸をつけて洗いましょう），乾燥させましょう。特に指と指の間はきれいに拭きましょう。
4)	入浴時にはお湯の温度を手で確認しましょう（できれば温度計を使用して）。
5)	電気毛布やあんか，湯たんぽ，こたつは原則的に用いないでください。暖房器具は離して用い，低温ヤケドをしないようにしましょう。
6)	裸足で歩いたり，靴下なしで靴をはかないようにしましょう（特に夏の浜辺は危険です）。
7)	ウオノメやタコは病院で処置をしてもらいましょう。
8)	靴の中に異物（小石や針など）がないことを日々確認しましょう。
9)	視力障害があれば，家族に足の点検・爪切りをしてもらいましょう。
10)	皮膚が乾燥している場合は保湿クリーム（尿素系クリームなど）を使用しましょう。ただし足の指の間には使用しないでください。
11)	足にあった縫い目のない靴下をはきましょう。
12)	足型にあった靴を選びましょう。
13)	深爪をしないようにしましょう（一直線に切り，角はヤスリで丸くしてください。深く切り込まないようにしましょう）。
14)	足に傷ができたら消毒して，ただちに受診しましょう。
15)	定期的に通院し，足をみてもらいましょう。

②アルコール

アルコール類は栄養素はありませんがエネルギーはあります。食事療法が乱れやすくなりますので，どうしてもアルコールが欲しい人は主治医か栄養士に相談してください。

③手術

手術などの体にストレスが加わる状態では，血糖値が上昇しやすくなります。また，手術の種類によっては食事摂取に制限が出る場合もあります。このため，手術の前後の治療法としては原則インスリン治療に変更となります。血糖コントロールが不良な場合や合併症が問題となる場合は手術が延期となることもあるため，常日頃から良好な血糖コントロールと合併症の進行予防をしておかなければいけません。

④造影剤を使用した検査

血管を映し出すヨード造影剤を使用したレントゲン検査があります。ビグアナイド薬

VII 日常生活の注意点

を服用中で，腎機能が低下している場合は，副作用防止のためこの検査の前にビグアナイド薬を中止し，48時間後に腎機能を調べて再開します。

⑤**定期的な検査と診察を受けましょう**

定期的に内科を受診して血糖，検尿，HbA1cなどを測定するとともに眼科などの検査を受けてください。

⑥**民間療法について**

民間療法は，糖尿病を根本から治す治療ではありません。民間療法をしているからといって病院での治療をやめてはいけません。

⑦**運転と免許更新**

運転中に低血糖を自覚した場合は，安全な場所にすぐに車を止めて低血糖に対する対応をしましょう。車には必ず補食（缶ジュース，ブドウ糖など）を用意します。長時間の運転は休憩をとりながら行います。低血糖になりやすい時間帯は一人での運転は控えましょう。低血糖を自覚しにくい方は特に注意が必要です。

無自覚性低血糖を起こす場合は，免許の更新保留や取り消しとなることがあります。運転免許に関する相談は各都道府県公安委員会の運転適正相談窓口で対応してくれます。

VIII 就職，結婚，旅行についての助言と注意

1 就 職

　糖尿病の患者さんが就職を決めるには，まず本人が生きがいを持てる就職を考えることが第一です。できれば，中学・高校生の頃より，就職の可能性の高い職種の情報を集め，主治医とよく相談しながら受験する大学や専門学校を選択するのがよいと思います。本来，血糖値がよくコントロールされている患者さんではどのような職業にも就くことができます。しかし，例えば乗物の運転士や高所建築作業者などは，低血糖が起これば本人が危険なだけでなく，他人も重大な危険に巻き込まれるようなことがあるので，よく考えて選びましょう。

2 結 婚

　結婚する場合は，糖尿病であることを隠すのではなく，相手に糖尿病であることを知ってもらい，糖尿病という病気を十分に理解してもらいましょう。結婚生活は，相手の理解と協力により成り立つものであり，このことは糖尿病の治療にとって，特に大切だからです。

3 旅 行

　糖尿病のコントロールが良好であれば健康な人と同じように旅行を楽しむことができます。ただし，以下の注意点を守ることが必要です。

（1）旅行中の生活

①いつもどおり経口血糖降下薬の服用や注射による治療を行ってください。
②可能な限り通常の食事量を守ってください。
③無理を避け，余裕を持ったスケジュールを立ててください。

（2）携帯品

①糖尿病手帳は旅行中はつねに身につけてください。

②薬物療法を行っている場合は，経口血糖降下薬や注射薬（インスリンやGLP-1受容体作動薬）を忘れないようにしてください。

③低血糖時に用いるブドウ糖や砂糖などを旅行中はつねに身につけていてください。

④食事が遅れたときのための非常食を持つようにしてください。

（3）海外旅行

1）経口血糖降下薬服用，インスリンおよびGLP-1受容体作動薬の注射について

出発前にあらかじめ航空会社に連絡し，搭乗する便では現地到着までに機内食が何時に出されるかを確認しましょう。そのうえで主治医と相談して経口血糖降下薬服用やインスリンおよびGLP-1受容体作動薬注射の時刻と量を調節してもらいましょう。

一般的に，経口血糖降下薬に関しては，食直前に服用する速効型インスリン分泌促進薬，α-グルコシダーゼ阻害薬，および速効型インスリン分泌促進薬とα-グルコシダーゼ阻害薬との配合剤はいつもどおりの服用にします。その他の薬は，1日の服用総数を守り，食事摂取時刻をもとに服用間隔がなるべく等しくなるように服用するようにします。

インスリンに関しては，超速効型や速効型インスリンなどはいつもどおりに注射します。それ以外のインスリンは時差を考慮しないと作用が途中で途切れて高血糖になったり，逆に作用が重なって低血糖になったりしますので注意が必要です。血糖自己測定を行い，インスリン量を調節する必要も出てきます。

GLP-1受容体作動薬に関しては，低血糖のリスクがきわめて低いため，いつもどおりに注射します。現地時間にあわせて注射しましょう。

いずれにしても，出発前に食事時刻をもとに主治医とよく相談しておきましょう。また，通常の機内食は高カロリーですが，糖尿病食を提供してくれる航空会社もありますので，前もって確認して予約すると便利です。

2）その他の注意事項

①英文の緊急カードを主治医に発行してもらい，持参しましょう（図45参照）。

②英文の薬剤証明書を主治医に発行してもらい，持参しましょう（図45参照）。

③インスリン注入器，注射針，血糖自己測定器，ブドウ糖や砂糖はすぐに取り出せるように手元に置いておきましょう。

④注射製剤，注射針は予備を多めに持っていきましょう。

⑤機内では禁酒して，脱水予防のために水分の摂取を心がけましょう。

⑥血糖自己測定器の電池を確認しておきましょう。

⑦緊急連絡先として，現地の医療機関の他に大使館，領事館の電話番号も調べておきましょう。

Department of Diabetes and Endocrinology
Kumamoto Medicial Center, National Hospital Organization
1-5 Ninomaru, Kumamoto, 860-0008 Japan
Phone:+81-96-353-6501 Fax:+81-96-325-2519

Medicine & Medical Kit Certificate

January 24, 2018

This is to certify that the following medications have been prescribed for (Mr. / Ms) 患者名 who is diabetic. These medications are for (his / her) personal use during (his / her) trip and are not for sale or other purposes. They contain no narcotics.

The medications are:

1. Insulin (インスリン名)
2. Dispensable Needles

The amount of insulins and needles depends on travel length.
(3 injections / day : morning (before breakfast)_Units, noon (before lunch)_Units, evening (before dinner)_Units)

If you need further information, please reach 医師名 .
e-mail : _____ ,
FAX : _____ , TEL : _____

医師のサイン _____
医師名 _____
所属 _____

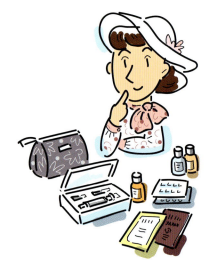

＜日本糖尿病協会発行の英文カード＞

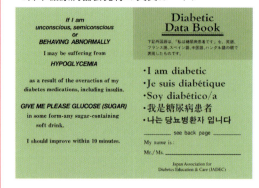

図45 英文の薬剤証明書と緊急カード

Ⅸ 大災害への準備と対応

「備えあれば憂いなし」といいます。大災害がいつ起こるか予測することは難しいことです。2011年3月11日に東日本大震災が起こり，大きな被害が出ました。そして，2016年4月14日と4月16日に，大地震が来るとはあまり予想されていなかった熊本で，震度7の地震が立て続けに2回起きました。南海トラフ地震も30年のうちに約70％の確率で起こるともいわれています。もっとも大事なことは，日頃から備えておくことです。いざというときに困らないように，早速今日から準備をしておきましょう（表21）。

（1）大災害が発生したら

地震，津波，台風などの大災害が発生したときは，まず自分自身の身の安全を確保してください。また，避難するときはすみやかに自治体などの指示に従ってください。単独行動を避け，周囲の人と声をかけ合うようにしましょう。うわさやデマなどに惑わされないようにすることも大切です。テレビやラジオ，インターネットなどから，災害に関する情報をできるだけ収集するように努めてください。

避難場所は各市町村で定めてあります。避難場所までの安全な経路を確認しておきま

表21　大災害に備えて準備しておくもの	
糖尿病用医薬品	**生活用品**
経口薬 インスリン自己注射セット 血糖自己測定器 低血糖用のブドウ糖 糖尿病連携手帳 お薬手帳（または，処方箋の写し） 保険証	貴重品（現金，通帳） 懐中電灯，電池 携帯電話，充電器 携帯用ラジオ 飲料水 非常食 着替え 室内履き ウェットティッシュ ビニール傘 予備の眼鏡 メモ・筆記用具 洗面用具・タオル トイレットペーパー 生理用品 軍手
救急箱	
常備薬 消毒液 絆創膏 体温計 マスク	

（日本糖尿病学会編・著：糖尿病医療者のための災害時糖尿病診療マニュアル，文光堂，p90，2014より引用）

しょう。避難場所は1カ所でなく，数カ所を想定しておくようにします。家族がバラバラにならないように，あらかじめ集合場所を決めておきましょう。

（2）家族との連絡など

大災害時に電話や携帯電話がつながりにくいときは，災害用伝言ダイアルやインターネット，ソーシャルネットワーキングサービス（SNS）が利用できます。普段から，いざというときにどのようにして連絡を取り合うか，話し合って決めておいてください。

①NTT災害用伝言ダイアル（公衆電話，一般電話などプッシュ式）

（a）メッセージを録音するとき

171→1→ご自分・ご自宅の電話番号→1＃→録音開始→録音終了後9＃

（b）メッセージを再生するとき

171→2→ご自分・ご自宅の電話番号→1＃→再生開始

②携帯電話・スマートフォンの災害用伝言板サービス

携帯電話・スマートフォンの災害用伝言板にご自分の安否情報を登録できます（以下のホームページに詳細があります）。

NTTドコモ　https://www.nttdocomo.co.jp/info/disaster/

au　https://www.au.com/mobile/anti-disaster/saigai-dengon/

ソフトバンク　https://www.softbank.jp/mobile/service/dengon/

③ソーシャルネットワーキングサービス(SNS)

熊本地震の際にも電話はつながりにくかったのですが，メールやSNSは問題なく機能していました。特にSNSは，グループで一斉に連絡を取ることができるので，とても便利です。

④その他

防災の知識や災害の備えなどに関しては，お住まいの都道府県の防災ホームページなどが参考になります。

（3）食事療法

備えとして，3日分の食料と飲料水を備蓄しましょう。大災害発生後，3日目までは食料が不足しがちです。そのときには，食べられるものを食べましょう。しばらくすると，食事の供給が十分量になってきます。この時期には，周囲に気兼ねして残さず食べるのではなく，必要な量だけを食べるようにしましょう。災害時に供給される食品には糖質や塩分が多く，たんぱく質や野菜が少ない傾向があります。たんぱく質や野菜を先にとって，糖質をなるべくあとにとるように心がけましょう。加えて，脱水にならないように水分摂取を心がけてください。

IX　大災害への準備と対応

（4）運動療法

　多くの被災地は，運動ができる環境にありません。避難所生活では，他人の目が気になり運動できない，あるいは精神的に落ち込み外出したくないといった理由で運動不足になりがちです。そのようなときには，足の屈伸やストレッチのような運動でもいいので，少しでも身体を動かすように心がけてください。

（5）薬物療法

　注射（インスリンやGLP-1受容体作動薬）をしたり，経口血糖降下薬を服用したりしている場合は，災害時に備えて約2週間分をストックしておくことが勧められています。

　災害時にはいつもとは違った薬の飲み方や注射を迫られることにもなります。シックデイに準じた対応をすることになりますが，災害時に備えて経口血糖降下薬の飲みかたや注射のしかたについて主治医とよく相談しておきましょう。

①経口血糖降下薬について

　食事が普通にできるときは，いつものように薬を服用するようにします。しかし食べ物や飲み物がない状況では，低血糖を起こさないようにすることも大切です。シックデイのように，食事や水分が少ないときに薬をどのように服用すべきか，あらかじめ主治医の判断を仰いでおいてください。

②インスリンについて

　インスリン注射はできるだけ中断がないようにします。血糖自己測定が可能であれば血糖をチェックし，低血糖や極端な高血糖が起こらないようにします。食事量が不安定な場合は，超速効型や速効型インスリンは，食前でなく食事の量にあわせて食後に注射する方が安全です。とっさの場合にインスリンが持ち出せるように，保管場所を数カ所に分け，持ち出せるようにしておきましょう。

③GLP-1受容体作動薬について

　GLP-1受容体作動薬は低血糖を起こすリスクのきわめて少ない薬です。災害時にはストレスが加わることにより，血糖が上昇しやすくなります。いつものように注射をしてください。なお，SU薬などの経口血糖降下薬を併用している場合は，低血糖に十分な注意が必要です。

（6）喉元過ぎても，熱さを忘れない

　災害には，ある程度予測できるものと，まったく予測できないものがあります。大雨や台風などは，ある程度予測できます。これらのような災害の場合は，甘い予測を立てずに慎重に行動しましょう。地震や火山の噴火など，まったく予測できない災害に対しては，普段からの備えや心がけが大事です。「喉元過ぎれば，熱さを忘れる」ではなく，「喉元過ぎても，熱さを忘れない」ように，対策を立てていきましょう。

X 糖尿病にならないために

　糖尿病は増加の一途にある病気です。しかし，糖尿病は食事や運動などの生活習慣の改善により予防が可能なことが明らかになっています。糖尿病になりやすい人を対象に行われたアメリカでの糖尿病予防研究によれば，約3年間厳格な生活習慣の改善を行ったグループでは，生活習慣の改善を行わなかったグループに比べて，糖尿病の発生が3年後では58％，10年後では34％減少することが示されました。

　長い年月をかけて身についたこれまでの生活習慣を変えるのは大変なことです。しかし食事と運動をうまく組み合わせながら生活習慣の改善に取り組むことが予防の第一歩となります。

（1）糖尿病になりやすい人

　糖尿病になりやすい人には，いくつかの特徴があります。次のような人は特に注意する必要があります。

- 肥満がある人
- 糖尿病境界型といわれている人
- 家族に糖尿病がある人
- 妊娠糖尿病と診断されたことがある人
- 巨大児を出産したことがある人
- 脂質代謝異常がある人
- 高血圧がある人
- 喫煙の習慣がある人
- 過度の飲酒をする人

（2）生活習慣の改善

　肥満の人は糖尿病になりやすいことがわかっています。運動をすれば消費されるカロリーが増えるので体重が減るのが当然のようですが，実際には体重があまり減らないといったことがよくみられます。それは，かなりの人が運動をすればお腹がすき，つい甘いものを食べてしまったり，あるいは消費したカロリー以上に食べたり飲んだりしてしまいがちだからです。糖尿病の予防のためには食事と運動の両方を上手に改善していく

糖尿病にならないために

ことが大切です。

1) 食事について

　肥満のある人は食べるのが早く，また減量中にもかかわらずつい食べてしまう傾向があります。食べすぎや早食いをしないように注意しましょう。

①食べすぎを防ぐための工夫

- 必要以上に食べ物を作らない。
- 食べ物を身近におかない。
- 空腹時に食料品を買いにいかない。
- 食事に際しエネルギーの少ないものを先に食べ，満腹感を得てから食べたいものを食べる。
- 大皿，大鉢盛りは避け，1人分ずつ盛り分ける。
- 余分な間食はできるかぎりとらないようにする。

②早食いを防ぐための工夫

- よくかまないと食べられない固い食品を選ぶ。
- 食べるのに手間のかかる皮や骨や殻がある食品を用いる。
- かんでいるときは茶碗や箸を持たない。

　食事は量だけでなく，食事の種類やバランスにも気をつけましょう。野菜，海草やきのこに含まれる食物繊維もできるだけ多くとるようにします。塩分のとりすぎにも注意しましょう。喫煙の習慣がある人は禁煙に努めましょう。過度のアルコール摂取を控えましょう。

（3）運動について

　運動習慣は体重減少に役立つだけでなく，それとは別に糖尿病の発症を予防する効果があります。糖尿病にならないようにするためには，継続して運動することが大切です。

　健康な人でも体力には個人差がありますので，歩行より強い運動を行う場合は安全に十分気をつけるようにしましょう。また持病がある人は，かかりつけ医に相談してから始めるようにしてください。

　ケガを予防するために準備体操を行うことが大切です。普段の生活のなかに30分ほどの軽く息がはずむ程度の運動をとり入れたり，1日あたりの歩数をそれまでより3,000歩ほど増加したりするなどの工夫をやってみましょう。

　自宅でできる体力のチェック方法や筋力を向上させる方法には次のようなものがあります。

1) 筋力をチェックする方法

　加齢による影響をうけやすい下肢の筋力を評価する方法を示します。

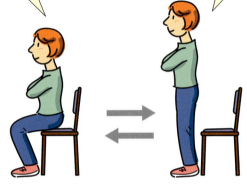

- 椅子は動きにくく，安定したものを使いましょう。
- 素足またはかかとが低い靴をはいて行いましょう。
- 息はとめないようにしましょう。
- 強い膝痛，強い腰痛の自覚症状のある場合は実施しないでください。

(厚生労働省運動所要量・運動指針の策定検討会：健康づくりのための運動指針2006)

図46　下肢の筋力の評価方法

表22　性・年代別の時間（秒）

年齢（歳）	男性 速い	男性 普通	男性 遅い	女性 速い	女性 普通	女性 遅い
20-39	-6	7-9	10-	-7	8-9	10-
40-49	-7	8-10	11-	-7	8-10	11-
50-59	-7	8-12	13-	-7	8-12	13-
60-69	-8	9-13	14-	-8	9-16	17-
70-	-9	10-17	18-	-10	11-20	21-

(厚生労働省運動所要量・運動指針の策定検討会：健康づくりのための運動指針2006)

①図46に示す椅子の座り立ちを10回行い，ストップウオッチで時間を測定します。測定した時間（秒）から，表22で自分の筋力を評価します。座る姿勢に戻したときにお尻が椅子につかない場合や膝が完全に伸びていない場合は回数には数えません。

②測定した時間（秒）の結果が，表22のあなたの性・年代に対応する「普通」または「速い」に該当する場合は，あなたの現在の筋力は生活習慣予防のための目標となる筋力にほぼ達しています。一方，「遅い」に該当する場合は目標となる筋力に達していません。

X 糖尿病にならないために

①スクワット（大腿部前面，大腰筋の筋力を向上させます）

(1) 肩幅に開いた足をハの字に開き，背筋を伸ばし，両腕を前に伸ばす

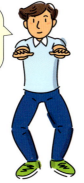
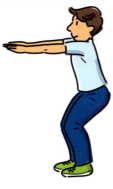

(2) つま先とひざが同じ方向に曲がることを確認しながら，3秒間でいすに座るようにひざを曲げ，1秒間姿勢を保持する
(3) 3秒間でもとの姿勢に戻す

・ひざがつま先より前に出ないようにする
・下を向かないようにする

②ヒップエクステンション（大腿部背面，臀部筋を向上させます）

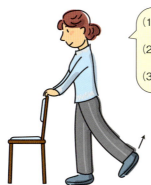

(1) 背筋を伸ばし，腰の位置を固定したまま，おしりの下の方に力を入れる
(2) 3秒間でかかとから足をうしろへ上げ，1秒間姿勢を保持する
(3) 3秒間で足をもとに戻す

・上半身が前傾しないようにする
・足を上げる際は腰をそらさない
・いすに体重をかけない

③腕立て伏せ（胸や腕の筋力を向上させます）

(3) ゆっくりとひじを曲げ，1秒間姿勢を保持する
(4) ゆっくりともとの姿勢に戻す（このとき腰をそらさない）

(1) ひざを少し曲げた状態でひざを床につけ，両腕を床に対して垂直に伸ばす（ひじは少し曲げる）
(2) 両手を肩幅よりやや広めにおき，指先をやや内側に入れる

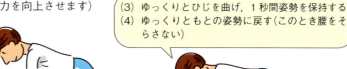

（厚生労働省運動所要量・運動指針の策定検討会：健康づくりのための運動指針2006）

図47 自宅でできる筋力トレーニング

2）筋力を向上させるための方法

　自宅でも手軽にできる自分の体重を負荷とした筋力トレーニングを紹介します。また専門家の指導のもとでマシンなどを用いた筋力トレーニングを始めることも効果があります。

　自宅でできる筋力トレーニングとしては，図47のような方法があります。

治療の記録

　糖尿病の治療を継続するうえで，自分の糖尿病の状態を適切に把握することは非常に重要です。外来あるいは入院で受けた検査結果は大きな財産であり，それらの検査の意味を理解することは，将来の糖尿病治療の方針を決めることにつながります。このページには教育入院した際に行われる検査についての項目とその値の意味が記載してあります。ぜひ，自分の検査結果を記入してみてください。そして自分の問題点を把握し，問題点の克服のための対策を主治医と一緒に考えてみましょう（コピーして使用ください）。

血糖日内変動（ターゲス）の経過表

	年　月　日	年　月　日	年　月　日	年　月　日
食事量	kcal	kcal	kcal	kcal
薬物療法の内容				
朝食前血糖値	mg/dL	mg/dL	mg/dL	mg/dL
朝食後血糖値	mg/dL	mg/dL	mg/dL	mg/dL
昼食前血糖値	mg/dL	mg/dL	mg/dL	mg/dL
昼食後血糖値	mg/dL	mg/dL	mg/dL	mg/dL
夕食前血糖値	mg/dL	mg/dL	mg/dL	mg/dL
夕食後血糖値	mg/dL	mg/dL	mg/dL	mg/dL
眠前血糖値	mg/dL	mg/dL	mg/dL	mg/dL

	年　　月　　日	正常値・目標値・判断基準
治療について	食事量（　　　）kcal	
	運動量（　　　）を（　　回/週），（　　　）分	
	薬剤名	
体格と血圧について	身長（　　　）cm, 体重（　　　）kg	標準体重（　　　）kg
	BMI＝（　　　）	BMI＝体重kg÷身長m÷身長m＝22
	ウエスト周囲径（　　　）cm	男性85cm未満，女性90cm未満
	血圧（　/　）mmHg	130/80mmHg未満
血糖コントロールの指標	血糖日内変動（ターゲス）	各食前血糖値130mg/dL未満，各食後血糖値180mg/dL未満
	朝前（　　　），昼前（　　　），夕前（　　　）	
	朝後（　　　），昼後（　　　），夕後（　　　）	
	眠前（　　　）	
	HbA1c＝（　　　）%	7.0%未満
	尿糖：（−）・（±）・（＋）・（2＋）・（3＋）・（4＋）	（−）
インスリン分泌能の指標	血中C-ペプチド（CPR）（　　　）ng/mL	0.5ng/mL以下でインスリン依存状態
	尿中C-ペプチド（CPR）（　　　μg/日）	40〜100μg/日が正常，20μg/日以下でインスリン依存状態
	尿中ケトン体：（−）・（±）・（＋）・（2＋）・（3＋）	（−）
インスリン抵抗性の指標	HOMA-IR＝（　　　）	1.6以下で正常，2.5以上でインスリン抵抗性
脂質の指標	中性脂肪（　　　）mg/dL	150mg/dL未満
	LDLコレステロール（　　　）mg/dL	120mg/dL未満，冠動脈疾患がある場合100mg/dL未満
	HDLコレステロール（　　　）mg/dL	40mg/dL以上
	non-HDLコレステロール（　　　）mg/dL	150mg/dL未満，冠動脈疾患がある場合130mg/dL未満
網膜症（眼底）の検査	正常・単純網膜症・増殖前網膜症・増殖網膜症	正常
腎症の検査	腎症前期・早期腎症期・顕性腎症・腎不全期・透析	正常
	eGFR（　　　）mL/分/1.73m²以上	30mL/分/1.73m²未満で腎不全期
	尿蛋白：（−）・（±）・（＋）・（2＋）・（3＋）	（−）
	尿中微量アルブミン（　　　）mg/gCr	30mg/gCr未満
神経障害の検査	心電図R-R間隔CV値（　　　）%	3.0%以上
	アキレス腱反射：（あり・なし）	あり
	振動覚検査：（正常・低下あり）	正常
	神経伝導速度：（正常・低下あり）	正常
大血管合併症の検査	心電図（安静・負荷）：（所見あり・所見なし）	所見なし
	ABI：（右　　　），（左　　　）	0.9以下で閉塞性動脈硬化症の疑い
	PWV：（右　　　），（左　　　）	1400以上で動脈硬化の疑い
	頸部血管エコー：（所見あり・所見なし），IMT＝（　　　）mm	IMT 1.1mm以上で動脈硬化
その他	GAD抗体：（陽性・陰性）	陽性で1型糖尿病の疑い
	腹部CT（MRI）：（所見あり・所見なし），内臓脂肪＝（　　　）cm²	内臓脂肪100cm²未満
	頭部CT（MRI）：（所見あり・所見なし）	所見なし

索 引

英数字

1,5AG	13
1型糖尿病	7, 10, 69
1単位	38
2型糖尿病	7, 69
3大合併症	2, 22
75g経口ブドウ糖負荷試験	
	5, 9, 91
ABI	17
ACE阻害薬	81
ARB	81
BOT	71
CGM	11
CPR	8, 13
CSII	71
DPP-4阻害薬	60
eGFR	14, 27
FGM	11
GAD抗体	10
GFR	27
GLP-1受容体作動薬	
	75, 99, 103
HbA1c	5, 6, 9, 13
HDLコレステロール	83, 85
LDLコレステロール	83, 85
non-HDLコレステロール	83
PWV	17
SAP療法	71
SGLT2阻害薬	61
SMBG	11, 94
α-グルコシダーゼ阻害薬	59
β細胞	2

あ

アキレス腱反射	16
アテローム	30
アルコール	44, 96
一次無効	69

インクレチン関連薬	60, 75
インスリン	2, 69, 103
インスリンアナログ	70, 72
インスリン注入ポンプ治療	71
インスリン抵抗性	2, 7, 57
インスリン分泌低下	7, 57
インスリン療法	69, 71, 90
ウエスト周囲径	86
ウオノメ	93, 95
運動強度	50
運動負荷心電図	17
運動療法	48
エゼチミブ	85
壊疽	28, 94
横紋筋融解症	86
お菓子	44

か

外食	46
下肢閉塞性動脈硬化症	32
仮面高血圧	82
がん	32
間食	44
感染症	22
眼底検査	13
冠動脈造影	17
急性合併症	19
境界型	9
強化インスリン療法	71
虚血性心疾患	18
禁煙	84, 95, 105
緊急カード	99
筋力	107
靴	55
グリコヘモグロビン	9, 13
クリティカルパス	77
経口血糖降下薬	57, 99, 103
頸動脈超音波	16
血中・尿中Cペプチド	13

血糖	11
血糖検査	9
血糖自己測定	11, 94
血糖日内変動	11
ケトン体	8, 13, 19, 94
減塩	80
高LDLコレステロール血症	83
高non-HDLコレステロール血症	
	83
高血圧（症）	38, 80, 86
高血糖	2, 86
高血糖性昏睡	19
高血糖高浸透圧症候群	20
高中性脂肪血症	83, 86
高齢者糖尿病	35
呼吸心拍変動係数	16
コレステロール	83
混合型インスリン製剤	70

さ

災害用伝言ダイアル	102
細小血管症	22
嗜好飲料	44
持効型溶解インスリン製剤	70
指示エネルギー量	38
脂質	37
脂質異常症	49
歯周病	22, 32
シックデイ	92
従来インスリン注射法	71
食事療法	36, 48
食品交換表	38
食物繊維	37
腎う炎	22
心筋梗塞	29, 86
神経障害	2
人工甘味料	44
人工透析	25
腎症	2, 14, 38

心臓カテーテル	17	適正エネルギー量	36	ビタミン	37
心臓超音波	17	透析予防	79	ヒトインスリン	70, 72
心電図	17	糖尿病型	5, 6, 9	皮膚潰瘍	94
振動覚閾値	14	糖尿病合併妊娠	88	肥満	49, 85, 104
腎不全	25	糖尿病ケトアシドーシス	19	標準体重	36, 90
推算糸球体ろ過率	14	糖尿病神経障害	22	微量アルブミン尿	14, 25
随時血糖値	5	糖尿病腎症	25	フィブラート系薬剤	85
スタチン系薬剤	85	糖尿病腎症の食品交換表	38	フットケア外来	79
スルホニル尿素（SU）薬	57	糖尿病足病変	5, 23, 28, 94	ブドウ糖	59
正常型	9	糖尿病手帳	77	分割食	90
清涼飲料水	44	糖尿病認定看護師	77	膀胱炎	22
世界糖尿病デー	2	糖尿病網膜症	6, 25	補食	39, 44, 93
増殖前網膜症	25, 89	糖尿病療養指導士	77	ホルター心電図	17
増殖網膜症	25, 89	糖尿病連携	77		
早朝空腹時血糖値	5	頭部MRI	16		
早朝高血圧	82	動脈硬化	28, 49	**ま**	
速効型インスリン製剤	70	トレーランG®	9		
速効型インスリン分泌促進薬	58			末梢神経伝導速度	14
ソフトドリンク症候群	44	**な**		慢性合併症	19, 22
				水虫（白癬症）	22, 93
た		内臓脂肪	86	ミネラル	37
		二次無効	58, 69	民間療法	97
ターゲス	11	入院治療	76	無自覚性低血糖	22, 97
大血管症	16, 22, 28	乳酸アシドーシス	59	メタボリックシンドローム	86
大災害	101	尿たんぱく	14	網膜症	2
宅配食	48	尿糖	10	モノフィラメント検査	16
タコ	93, 95	妊娠中の明らかな糖尿病	88		
タバコ	95	妊娠糖尿病	7, 88	**や**	
単純網膜症	25, 89	認知症	32		
炭水化物	37	脳梗塞	29	夜間血圧	82
たんぱく質	37	脳卒中	29	薬剤証明書	99
たんぱく尿	25			薬物療法	56
チアゾリジン薬	60	**は**		ヤケド	23, 28, 92
地域糖尿病療養指導士	77			有酸素運動	50
中間型インスリン製剤（NPH製剤）	70	配合溶解インスリン製剤	70		
超速効型インスリン製剤	70	白衣高血圧	82	**ら**	
低HDLコレステロール血症		白内障	27		
	83, 86	皮下注射	71	ランゲルハンス島	2
低血糖	21, 52	光凝固（療法）	25, 89	旅行	98
		ビグアナイド（BG）薬	59	レガシー（遺産）効果	33
				レジスタンス運動	50

―編者略歴―

宮﨑久義（みやざき　ひさよし）
　昭和45年3月熊本大学医学部卒業，昭和54年1月医学博士号取得（熊本大学），昭和54年3月熊本大学医学部講師，昭和55年4月富山医科薬科大学助教授，昭和57年10月国立熊本病院麻酔科医長，富山医科薬科大学非常勤講師併任，昭和61年4月国立病院地域医療研修センター主幹兼務，平成2年4月熊本大学非常勤講師併任，平成3年4月国立熊本病院副院長，平成4年4月国立熊本病院院長，平成16年4月独立行政法人国立病院機構熊本医療センター院長，平成20年4月独立行政法人国立病院機構熊本医療センター名誉院長，平成24年2月おびやま在宅クリニック院長　現在に至る。

豊永哲至（とよなが　てつし）
　昭和63年3月熊本大学医学部卒業，平成6年3月医学博士号取得（熊本大学），平成7年7月米国ハーバード大学医学部ジョスリン糖尿病センター研究員，平成9年3月熊本大学医学部代謝内科学講座文部教官助手，平成18年6月熊本大学大学院医学薬学研究部代謝内科学講師，平成19年4月国立病院機構熊本医療センター内科医長，平成24年4月国立病院機構熊本医療センター糖尿病・内分泌内科部長，平成27年10月一般社団法人菊池郡市医師会菊池郡市医師会立病院副院長，平成28年10月一般社団法人菊池郡市医師会菊池郡市医師会立病院病院長現在に至る。
熊本大学医学部臨床教授，熊本大学非常勤講師，日本糖尿病学会専門医・研修指導医，人間ドック健診専門医・健診指導医，日本プライマリ・ケア連合学会認定医・指導医，日本病態栄養学会認定病態栄養専門医・指導医

第5版
わかりやすい糖尿病テキスト

定価　本体1,600円（税別）

平成12年6月20日　　初版発行
平成16年8月20日　　改訂2版発行
平成20年5月10日　　改訂3版発行
平成24年9月30日　　第4版発行
平成30年6月30日　　第5版発行

編　集　　糖尿病教室運営委員会　宮﨑　久義　豊永　哲至

発行人　　武田　正一郎

発行所　　株式会社　じ ほ う

　　　　　101-8421　東京都千代田区神田猿楽町1-5-15（猿楽町SSビル）
　　　　　電話　編集　03-3233-6361　販売　03-3233-6333
　　　　　振替　00190-0-900481
　　　　　＜大阪支局＞
　　　　　541-0044　大阪市中央区伏見町2-1-1（三井住友銀行高麗橋ビル）
　　　　　電話　06-6231-7061

©2018　　　　　　　　　　　組版　スタジオ・コア　　印刷　シナノ印刷（株）
Printed in Japan

本書の複写にかかる複製，上映，譲渡，公衆送信（送信可能化を含む）の各権利は株式会社じほうが管理の委託を受けています。

[JCOPY] ＜(社)出版者著作権管理機構　委託出版物＞
本書の無断複製は著作権法上での例外を除き禁じられています。
複製される場合は，そのつど事前に，(社)出版者著作権管理機構（電話 03-3513-6969，FAX 03-3513-6979，e-mail：info@jcopy.or.jp）の許諾を得てください。

万一落丁，乱丁の場合は，お取替えいたします。
ISBN 978-4-8407-5062-2

薬物療法の最新情報！

月刊 薬事

6月号	なるほど納得！リハ栄養とリハ薬剤
7月号	術後イベントの薬学的管理 実践ポイント
8月号	患者中心のポリファーマシー対策

※特集タイトル、内容、および時期については変更となる場合がございます。

毎月1回 1日発行　**A4変型判**

1 冊
2,000 円（税別・送料別）

年間購読料（12冊）
24,000 円（税別・送料当社負担）

バックナンバーを試しにお読みいただけます！

じほう試読　検索

株式会社じほう　http://www.jiho.co.jp/

〒101-8421 東京都千代田区神田猿楽町1-5-15 猿楽町SSビル／TEL 03-3233-6333　FAX 0120-657-769
〒541-0044 大阪市中央区伏見町2-1-1 三井住友銀行高麗橋ビル／TEL 06-6231-7061　FAX 0120-189-015

かかりつけ薬剤師も読んでる！

Rx Info 調剤と情報

監修 日本薬剤師会

6月号	ベンゾジアゼピン，ちょっと待った！
7月号	真夏の感染症を見極める
8月号	下部尿路症状の治療とケア

※特集タイトル、内容、および時期については変更となる場合がございます。

毎月1回 1日発行

A4変型判

1 冊
1,560円（税別・送料別）

年間購読料（12冊）
18,720円（税別・送料当社負担）

バックナンバーを試しにお読みいただけます！

じほう試読　検索

株式会社じほう　http://www.jiho.co.jp/

〒101-8421 東京都千代田区神田猿楽町1-5-15 猿楽町SSビル／TEL 03-3233-6333　FAX 0120-657-769
〒541-0044 大阪市中央区伏見町2-1-1 三井住友銀行高麗橋ビル／TEL 06-6231-7061　FAX 0120-189-015